陕西省高职高专技能型人才培养创新实训教材

药理学
实验与学习指导

（第2版）

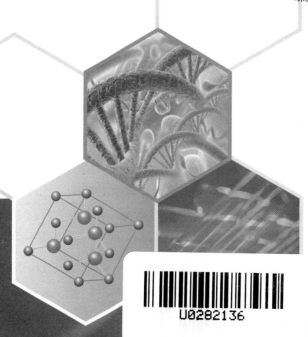

主　编　朱玉泉　王会鑫

副主编　赵　晋　雷　娜　赵　鹏

编　者　（按姓氏笔画排序）

王仕宝（汉中职业技术学院）

王会鑫（宝鸡职业技术学院）

王青青（汉中职业技术学院）

朱玉泉（汉中职业技术学院）

朱志凯（汉中职业技术学院）

杨　洁（汉中职业技术学院）

房　宇（汉中职业技术学院）

赵　晋（商洛职业技术学院）

赵　鹏（安康职业技术学院）

雷　娜（渭南职业技术学院）

U0282136

西安交通大学出版社
XI'AN JIAOTONG UNIVERSITY PRESS

图书在版编目（CIP）数据

药理学实验与学习指导/朱玉泉，王会鑫主编. —2 版. —西安：西安交通大学出版社，2020.9

陕西省高职高专技能型人才培养创新实训教材

ISBN 978-7-5693-1780-0

Ⅰ.①药…　Ⅱ.①朱…②王…　Ⅲ.①药理学-实验-高等职业教育-教学参考资料　Ⅳ.①R965.2

中国版本图书馆 CIP 数据核字（2020）第 163837 号

书　名	药理学实验与学习指导（第 2 版）
主　编	朱玉泉　王会鑫
责任编辑	张永利
责任校对	王银存
出版发行	西安交通大学出版社
	（西安市兴庆南路 1 号　邮政编码 710048）
网　址	http://www.xjtupress.com
电　话	（029）82668357　82667874（发行中心）
	（029）82668315（总编办）
传　真	（029）82668280
印　刷	陕西金德佳印务有限公司
开　本	787 mm×1092 mm　1/16　印张　10.25　字数　209 千字
版次印次	2020 年 9 月第 2 版　2020 年 9 月第 1 次印刷
书　号	ISBN 978-7-5693-1780-0
定　价	30.00 元

如发现印装质量问题，请与本社发行中心联系、调换。

订购热线：（029）82665248　（029）82665249
投稿热线：（029）82668803　（029）82668804
读者信箱：med_xjup@163.com

再版说明

为更好地服务于陕西省内高等医药院校高职及专科层次医学相关专业人才培养，推动高职及专科实训教学改革并提高学生实践技能操作水平，提升院校实训教学质量，西安交通大学出版社于2017年邀请了陕西省内5所高职院校，共同编写出版了第一版"陕西省高职高专技能型人才培养创新实训教材"。该套教材具有较强的实用性和针对性，出版3年来，一直得到陕西省内各院校的支持和使用，并获得了良好的评价。

为了使本套实训教材能够与时俱进，并适应医学实训课程内容的不断更新和陕西省内各院校实训教学的实际需要，经过充分调研及规划，我社于2020年启动了本套实训教材的再版工作，以便打造更符合现代职业教育的新型活页式及"理实一体化"模式教材。

本轮采用分批再版的方式，首批再版《生理学实验与学习指导》《病理学实验与学习指导》《药理学实验与学习指导》《病原生物与免疫学实验与学习指导》4种教材。编写人员仍以第一版教材作者为主，同时吸收了部分优秀的一线教师参与编写，计划于2020年年底前完成再版工作。

本次教材的再版以培养技能型、应用型专业技术人才为目标，体现可操作性，部分实训内容采用新型活页的形式进行编写；对第一版的部分实训内容根据课程实际需要进行了取舍，学习指导内容也力求与该学科期末考试、职业资格考试有效对接，使教材更符合教学实际，充分体现了新时期职业教育改革的特色。

陕西省高职高专技能型人才培养创新实训教材
建设与编审委员会

前　　言

　　本书是为高职高专各医学相关专业学生药理学实验教学和课后练习而精心编写的辅助教材，注重学生职业技能训练和职业素质的培养。教材内容以"必需、够用"为度，突出实用性。

　　全书分为上、下两篇。上篇是实验指导，主要介绍了药理学实验的基础知识，包括药理学实验室规则、药理学实验的目的和具体要求、实验结果记录与整理、实验报告的书写；药理学实验动物的基本技术，包括实验动物的选择、分组、编号，常用实验动物的捕持、固定方法，常用实验动物的给药途径和给药方法，常用实验动物的麻醉和取血方法。在实验课程的设置上，重点编写了目前在渭南职业技术学院、商洛职业技术学院、宝鸡职业技术学院、汉中职业技术学院、安康职业技术学院开展的 13 个药理学实验项目。此外，本次再版重点增加了处方及案例分析内容，使学生能够了解常见处方的书写要求，并能通过案例分析，培养学生的综合分析能力，为临床合理用药打下坚实的基础。

　　下篇是习题，主要参考了国家执业药师、国家执业医师、国家执业护士考试大纲内容，以临床常用药为主。重点突出药理作用、临床应用及药物不良反应的防治。按系统分类，与现用《药理学》教材版本相一致，设置了四十二章。每章均编写了大量练习题，题型包括单项选择题（A 型题）、配伍选择题（B 型题）和多项选择题（X 型题），书后还编写了两套模拟试卷。所有选择题配有参考答案，供学生们课后进行自测。

　　参与本教材编写的人员来自陕西省五所高职院校，他们多年从事药理学的一线教学工作，具有丰富的教材编写经验。为完成本教材的编写工作，各位编写人员均付出了辛勤的劳动；同时，教材编写也得到编者所在单位的大力支持，在此表示衷心的感谢。

　　由于编写时间较紧，加之编者水平所限，书中难免有错误和不足之处，敬请广大师生提出宝贵意见，以便修订完善。

朱玉泉

2020 年 6 月

目　　录

上篇　实验指导

下篇　习　题

上　篇
实 验 指 导

第一部分　药理学实验基础知识

一、药理学实验室规则

（一）实验室环境及实验人员着装

为营造良好的实践学习环境，应保持实验室肃静、整洁，不得喧哗、打闹，不做任何与实验无关或影响实验的事情。为保证实验的科学性、严谨性及实验人员的安全，进入实验室须穿着整齐的白色工作服，不准穿背心、短裤、拖鞋，不准披头散发和佩戴首饰。

（二）实验仪器设备

实验前、后应检查实验仪器设备，如有故障和损坏，应及时向带教老师或实验室管理人员报告，进行登记和更换；实验中应规范实验仪器使用，切勿违规操作；对贵重的精密仪器，在未熟悉其性能之前，不可擅自调试；未经允许，不得私自在计算机上用 U 盘、移动硬盘等便携式存储器阅读或复制文件。

（三）实验器材、药品及动物

实验应遵循节约的原则，不得随意浪费动物标本、器材、药品和试剂；注意器材的再生利用，如纱布、试管、插管等，实验后应洗净再用；实验后应分组整理、清点所用过的实验器材，检查并登记药品、试剂使用情况，如有损坏或缺失，要及时报告，违章操作导致物品损坏，要进行赔偿；不得私自将实验室的药品、器械或实验动物带出实验室。

（四）实验室的安全卫生

实验过程中注意安全，严防触电、火灾、被动物咬伤及中毒等事故发生；注意环保，爱护实验动物，实验完毕后将存活动物放回指定的笼内，死亡动物和废物应放到指定地点；药品取用应规范，不得污染环境；实验后将器械清洗干净，摆放整齐，打扫实验台面和实验室卫生；切断电源，关闭水、电开关及门窗。

二、药理学实验的目的和具体要求

（一）药理学实验的目的

1. 巩固并加深药理学基本知识和基本理论：通过药理学实验，巩固所学的理论知识，并加深对基本理论、基本知识的理解和记忆，培养学生理论联系实际的能力。

2. 培训药理学实验的基本技术和技能：通过药理学实验，学习了解实验设计、实验操作及统计分析的方法与技术，培养和提高学生运用相关知识观察、比较、思考、分析客观事物和解决实际问题的能力。

3. 培养严谨的科学态度和求真务实的工作作风：通过药理学实验，使学生了解药理学研究的基本程序和科学途径，激发学生对科学研究与发现的兴趣，培养学生对科学研究的严谨态度、缜密逻辑思维，培养团结协作和实事求是的工作作风，为将来从事科学实验及研究工作打好基础。

（二）药理学实验的具体要求

1. 实验前准备工作：包括以下三点。

（1）实验前要仔细阅读本实验教材，预习有关实验内容，了解实验原理、实验方法和步骤，明确实验目的及要求。

（2）结合实验内容，复习有关解剖学、生理学、生物化学、微生物学及免疫学等方面的理论知识，做到充分理解有关知识。

（3）了解相关仪器的基本结构、性能以及正确的操作方法。

2. 实验中的学习与实践：包括以下六点。

（1）带好实验教材和笔记本，认真听老师的讲解，积极思考回答老师的提问，遵从老师的安排。

（2）实验一般以小组进行，小组成员间要合理分工、密切合作，不得各行其是、推诿扯皮。

（3）严格按照实验指导上的实验步骤进行操作，实验中应胆大心细、规范操作、准确给药，尽可能防止因出现差错而造成实验失败。

（4）认真、仔细、全面地观察实验现象，及时、准确、客观地记录实验结果。积极思考，如有疑问，应向指导老师请教，结合所学理论知识独立分析判断实验结果。

（5）实验过程中要注意节约药品及实验材料，避免造成浪费。

（6）实验中如出现意外或自己无法解决的情况，应立即向指导老师报告。

3. 实验后的清理工作：包括以下三点。

（1）将实验所用器材按要求进行清洁、整理和清点后放到指定位置。

（2）将存活和死亡的动物按要求分别放到指定地点。

（3）做好实验台面和实验室的清洁卫生。

4. 实验总结：包括以下两点。

（1）实验结束后，根据实验指导的要求整理实验记录与结果，进行比较分析、统计处理，总结每个实验步骤和实验结果的意义。

（2）在规定的时间内完成实验报告，交指导老师批阅。

三、实验结果的记录与整理

（一）实验结果的记录

原始记录包括实验题目、日期、组别、室温等常规项目，以及实验过程中各项实验进行的起止时间和方式，实验观察的各种变化、现象和结果等。凡属计量资料，均应以规范的单位和数值做定量标示；凡有描记曲线记录的实验，应在实验中的曲线图上标注说明，包括实验日期、实验题目、实验动物（种类、性别、体重）、实验药物、给药剂量和途径等实验条件；对较长的曲线记录，可选取出现典型变化的区段，剪下后粘贴保存。

1. 实验标本：包括动物的种类、来源、体重、性别、编号等。

2. 实验药物：包括药物的来源、批号、剂型、浓度、剂量及给药途径等。

3. 实验环境：包括实验日期、时间、温度、湿度等。

4. 实验步骤及方法：根据实验具体情况做详细记录。

5. 观察指标：包括原始记录和相关描记图纸。如功能学实验中所观察的指标，按其性质可分为以下三类。

（1）功能性指标：如血压、呼吸、心率、体温及全身状态等。

（2）代谢性指标：如血、尿肌酐，血红蛋白含量，酶的活性，血浆酸碱度等。

（3）形态结构性指标：如根据形态改变，判断心腔扩张和肺水肿是否存在，用染色的方法判断有无心肌梗死及梗死面积的大小等。

（二）实验结果的整理

1. 制作图表：为了将实验结果有重点地表达出来，以便阅读、分析和比较，计量资料（如血压、心率、瞳孔大小、体温变化、生化测定数据和作用时间等）和计数资料（如阳性反应或阴性反应数、死亡或存活数等）均应加以概括、归纳，资料应制成统计表或统计图。统计表要求布局合理、表格清晰、表头明确、数据准确，表格常采用三线表，一般将观察项目列在表内上方，由左向右逐项填写。统计图有曲线图、柱形图、圆形图等，可适当选用。绘图时要列出数据刻度，并标明单位，要有标题及适当的图形注释，一般以纵轴表示反应强度，横轴表示时间或药物剂量，并应在纵轴和横轴上分别标出数值刻度及单位，在图的下方注明实验条件。如果不是连续性变化，也可用柱形图表示。对较长的曲线可适当剪裁粘贴，但不能漏掉有意义和有价值的曲线部分（包括预期结果及非预期结果）。

2. 统计学处理：根据图表中的计量资料或计数资料得出简明的数值（如平均数），必要时应做统计学处理，以保证结论的可靠性。根据不同资料选择相应的统计学方法，常用的统计学方法有两组间 t 检验和 χ^2 检验，目前也有专业的统计学软件，如 SPSS 13.0 软件。

四、实验报告的书写

实验报告是检验学生对实验的掌握程度以及评价学生实验课成绩的重要依据，同时也是规范实验教学管理的重要文件。实验报告的书写是一项重要的基本技能训练，它不仅是对每次实验的总结，更重要的是能够培养和训练学生的逻辑思维、归纳判断、综合分析和文字表达能力，也是科学论文写作的基础。实验报告要求结构完整、条理清晰、文字简练、书写工整，措辞应注意专业性、科学性和逻辑性，杜绝互相抄袭、千篇一律的现象。实验报告的基本格式如下。

实验报告

课程（第　　次实验报告）成绩

实验日期　　年　　月　　日　　交报告日期　　年　　月　　日

教师签字：

实验名称：

一、实验目的

二、实验原理

三、试剂与器材

四、实验方法

五、实验结果

六、实验结论

七、分析与讨论

五、实验报告书写的具体要求

1. 实验项目名称：用最简练的语言反映实验的内容，实验指导中每个实验的题目都应该清楚明确。

2. 实验目的：主要说明通过该实验应学习巩固的理论知识和要求达到的技能目标。

3. 实验方法：实验操作的具体步骤在本实验指导中虽有详尽的说明，但应根据实验内容简述主要操作步骤，内容要简明扼要，不要全部照抄实验指导；如果实验仪器或方法有变更时，则应详细记录仪器的名称、型号及主要性能参数和操作注意事项。

4. 实验结果：为实验报告的核心部分。各种数据资料、图像记录和现象的描述必须绝对真实而准确。实验所得数据必要时填入表中，应尽可能进行必要的统计学处理；图形资料应做好标记及剪贴。对于计量资料和计数资料，在实验报告中一般只列经过归纳、整理的结果，但原始记录也应保存备查。

5. 结论：指将实验结果加以概括、总结得出的判断，应与实验目的相对应，也是针对实验所阐明的问题、验证的概念或理论做出的简要总结。结论应做到用词准确、严谨客观、条理清晰、文字简练。结论既不是重复罗列具体过程，也不是对今后研究的展望，未获充分证据的理论分析不应写入结论。

6. 讨论：应联系课堂讲授的理论知识，针对实验中所观察到的现象与结果，进行具体的定性或定量分析。判断实验结果是否与预期的结果一致，分析它可以验证什么理论，实验结果有何意义，说明了什么问题。如果属于非预期的异常结果，则应重点分析其可能产生的原因，不能用已知的理论或生活经验硬套在实验结果上，更不能由于所得到的实验结果与预期的结果或理论不符而随意取舍甚至修改实验结果。此外，也可以写出本次实验的心得体会，提出需要注意和解决的问题以及具体的改进办法与建议。

（朱玉泉）

第二部分 药理学实验动物基本技术

一、实验动物的选择、分组及编号

药理学实验主要在实验动物体内进行。药理学实验动物基本技术是进行动物实验的各种操作技术和实验方法，包括实验动物的捉拿、编号、麻醉、给药、手术、生理及生化指标测定等。本部分主要介绍与药理学实验相关的常用动物实验技术。

（一）实验动物的选择

药理学实验最常用的实验动物为小鼠和家兔，有时也使用大鼠、豚鼠、蟾蜍或青蛙、狗等。因实验内容不同，选择的实验动物也不同。

1. 小鼠：适用于需大量动物的实验，如某些药物的筛选、半数致死量的测定；也较适用于避孕药实验、抗炎镇痛药实验、中枢神经系统药实验、抗肿瘤药及抗衰老药实验等。

2. 家兔：常用于观察研究脑电生理作用、药物对小肠的作用。由于家兔体温变化敏感，因此也常用于体温实验，用于热原检查。

3. 大鼠：适用于抗炎药物实验以及血压测定、利胆、利尿药实验，也可用于进行亚急性和慢性毒性实验。

4. 豚鼠：因其对组胺敏感，并易于致敏，故常被选用于抗过敏药、平喘药和抗组胺药的实验，也常用于离体心脏、肠管实验。又因它对结核病敏感，故常用于抗结核病药的实验。

5. 狗：适用于需要记录血压、呼吸等数据的实验。此外，可利用狗做成胃瘘、肠瘘模型，以观察药物对胃肠蠕动和分泌的影响。在进行慢性毒性实验时，也常采用狗作为实验动物。

6. 蟾蜍：适用于观察和研究心血管生理作用、神经肌肉接头生理作用等实验。

（二）实验动物的性别鉴别方法

1. 小鼠：雄性小鼠外生殖器和肛门之间距离较长，两者之间有毛生长；雌性小鼠外生殖器与肛门之间距离较短，两者之间无毛，能见到一条纵向的沟。另外，雄性小鼠可见阴囊，站位时阴囊内睾丸下垂；成熟雌性小鼠腹部可见乳头。此方法也可用于大鼠和豚鼠的性别鉴别。

2. 家兔：雄兔可见阴囊，两侧各有一个睾丸，有突出的外生殖器；雌兔无上述特征，但腹部可见乳头。

3. 蟾蜍：雄性蟾蜍背部有光泽，前肢的大趾外侧有一直径约 1 mm 的黑色突起——婚垫，捏其背部时会叫，前肢多呈曲环钩姿势；雌性者无上述特点。

4. 狗：性别特点明显，不难辨认。

（三）实验动物的分组和编号

在进行动物实验时，常需要将实验动物编号分组，在动物身上做上不同标记加以区别。标记的方法很多，常用的编号标记方法有染色法和挂牌法。

1. 染色法：药理学实验中最常用的标记方法，通常用化学试剂涂染动物背部或四肢一定部位的皮毛，以染色部位、颜色来标记区分实验动物。小动物标记常用染色法。

（1）常用染色化学试剂：①3%～5%苦味酸溶液，可染成黄色。②0.5%中性红或品红溶液，可染成红色。③20%硝酸银溶液，可染成咖啡色。④煤焦油的乙醇溶液，可染成黑色。

（2）染色编号方法：①直接标记法，直接用染色剂在动物特定的体表部位上进行标记，此法简单，适用于实验动物较少的情况，如果动物太多，则不宜采用。②1～10号标记法，用一种染色剂涂染动物的不同部位，编号的原则是先左后右，从前向后，将动物背部的肩、腰、臀部按左、中、右分为九个区，顺序是：左前肢1号，左腹部2号，左后肢3号，头部4号，腰部5号，尾根部6号，右前肢7号，右腹部8号，右后肢9号，10号不标记（图2-1）。③10～100号标记法，在上述编号的部位，用不同颜色的化学试剂涂染编号，其中选用一种颜色作为十位数，另一种颜色作为个位数进行编号，这样选择两者颜色染色剂可编到99号。如要标记24号，就可以在左腹部涂上0.5%中性红或品红溶液（红色），头部涂上3%苦味酸溶液（黄色）。

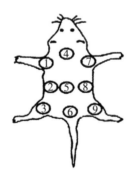

图2-1 小鼠、大鼠标记法

2. 挂牌法：将编号烙印在金属牌上，挂在动物身上或笼门上以示区别。金属牌宜选择不易生锈、对动物刺激性较小的金属材料。狗的号码牌挂在其项链绳上最好，豚鼠的号码牌可挂在其耳朵上。

二、常用实验动物的捉持法和固定法

为了保证药理学实验的正常进行，必须掌握正确的实验动物的捉持和固定方法。正确捉持和固定实验动物，可有效防止实验动物过度挣扎或受伤而影响实验结果，同时也可避免实验过程中实验者被实验动物咬伤，保证实验顺利进行。以下是药理学实验中常用的几种实验动物的捉持和固定法。

（一）小鼠

小鼠性情较温顺，一般不会咬人，比较容易抓持和固定。通常用右手提起小鼠尾巴，将其放在鼠笼盖或其他粗糙物表面上，在小鼠向前挣扎爬行时，用左手拇指和食指捏住其双耳及颈部皮肤，将小鼠置于左手掌心，用无名指和小指夹其背部皮肤和尾部，即可将小鼠完全固定（图2-2）。左手固定后，右手可做注射或其他实验操作。在一些特殊的实验中，如进行尾静脉注射时，可使用特殊的固定装置进行固定，如尾静脉注射架或专用小鼠固定筒。如要进行手术或心脏采血，应先行麻醉再操作。

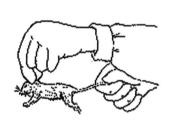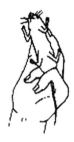

图2-2 小鼠的捉持方法

（二）家兔

家兔比较驯服，但脚爪较锐利，捉持时应避免家兔在挣扎时抓伤操作者皮肤。家兔常用的捉持方法是先轻轻打开笼门，勿使其受惊，随后手伸入笼内，从头前阻拦它跑动。然后右手抓住兔的颈部皮毛，将兔提起，左手托其臀部，使其躯干的重量大部分集中在左手，使兔呈坐位姿势（图2-3），或用手抓住其背部皮肤提起来，放在实验台上，即可进行采血、注射等操作。因家兔耳大，故人们常误认为抓其耳可以将其提起，或有人用手抓住其腰背部将其提起，这些均为不正确的操作。在实验中因为常用兔耳进行采血、静脉注射等操作，所以家兔的两耳应尽量保持不受损伤。家兔的固定方法有盒式固定法和台式固定法。

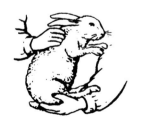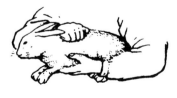

图2-3 家兔的捉持方法

1. 盒式固定法：将家兔直接固定在特制的家兔固定盒内，适用于采血和耳部血管注射（图2-4）。

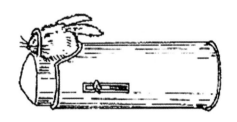

图2-4　家兔盒式固定法

2. 台式固定法：将家兔固定于手术台上，使其处于仰卧位，适用于测量血压、呼吸和进行手术操作等。固定方法：①头部固定，常使用特制的头夹，将兔颈部放在兔头夹半圆形铁圈上，再将嘴套入可调铁圈内，适当套紧后旋紧螺旋，最后将兔头夹固定在实验台的铁柱上；无头夹时，可用一寸带将兔的上门齿套住后，再系于铁柱上而将头部固定。②四肢固定，将四条30 cm长的寸带一端打活结，分别套在家兔的四肢腕或踝关节上方，另一端分别缚在手术台两侧。绑缚两前肢的寸带从动物背后交叉穿过，再压住对侧前肢，分别缚在手术台两侧；两后肢直接固定在手术台两侧（图2-5）。

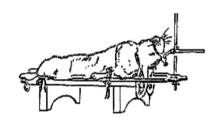

图2-5　家兔台式固定法

（三）大鼠

大鼠的捉持有一些危险性，因大鼠受攻击时会咬人、抓人，故尽量不用突然猛抓的办法。捉持大鼠时应特别注意不能捉提尾尖，也不能让大鼠悬在空中时间过长，否则易激怒大鼠和易致尾部皮肤脱落。抓大鼠时若操作者不熟练，或者大鼠特别凶猛，操作者最好戴防护手套（帆布或硬皮质均可）。如进行灌胃、腹腔注射、肌肉和皮下注射时，可采用与小鼠相同的手法，即用拇、食指捏住鼠耳及头颈部皮肤，余下三指紧紧捏住背部皮肤，置于掌心中，调整大鼠在手中的姿势后进行操作（图2-6）。大鼠尾静脉采血方法与小鼠相同，但应注意选择合适的大鼠固定盒，使其只露出尾巴。若需进行手术，则应对大鼠进行麻醉后，固定于实验台上（仰卧位），用橡皮筋固定好四肢（也可用棉线）。为防止大鼠苏醒时咬伤人和便于颈部实验操作,应使用棉线将大鼠两上门齿固定于实验板上。

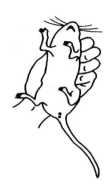

图2-6 大鼠捉持法

(四)豚鼠

豚鼠性情温和,胆小易惊,一般不易伤人。捉持豚鼠时,先用手掌扣住豚鼠背部,抓住其肩胛上方,拇、食指环扣颈部,另一只手托住其臀部(图2-7)。实验中豚鼠频繁挣扎时,此方法不适宜,因为操作者的拇、食指会越抓越紧而引起豚鼠窒息。另外,有时可用纱布将豚鼠头部轻轻盖住,操作人员轻轻扶住其背部,或者让其头部钻到实验人员的臂下,然后进行实验操作。

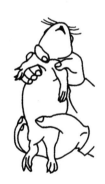

图2-7 豚鼠捉持法

(五)蟾蜍或蛙

捕捉蟾蜍或蛙时,用中指和无名指夹住其前肢,将后肢握于手中,食指向下按住其头部,拇指按压脊柱,使其颈部屈曲,充分暴露枕骨大孔。在捉持蟾蜍时,注意不要挤压其两侧耳部突起的毒腺,以免蟾蜍将毒液射到操作者眼睛里。需要长时间固定时,可将蟾蜍麻醉或毁坏脑脊髓后,用大头针将其钉在蛙板上(图2-8)。

(六)犬

犬的捉持绑定方法较多。未经训练和调教的犬性情凶恶,为防止在绑定时被其咬伤,应对其头部进行绑定。捉持犬时可用铁钳固定犬的颈部,用长1 m左右的绷

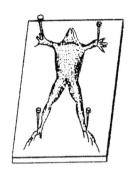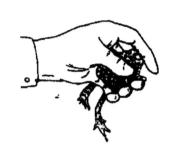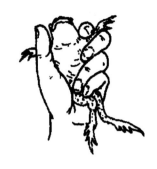

图 2 - 8　蟾蜍的捉持和固定法

带，打一个猪蹄扣套在其鼻面部，使绷带两端位于下颌处，并向后引至颈部打结固定。还有一种使用网口的方法也较简单，即用皮革、金属丝或棉麻制成的口网套在犬口部，并将其附带结于耳后颈部，防止脱落。如实验需要麻醉时，可麻醉后去除铁钳，将犬仰卧于 V 型犬实验台上，拉出犬舌，最好用一塑料棒闩于犬上、下臼齿之间，并用绷带固定好。拉出的犬舌上应放一块浸有生理盐水的纱布，以免损伤犬舌。犬头部和四肢的绑定与兔相似，可根据具体实验条件而定。

三、常用实验动物的给药途径和给药方法

（一）小鼠

1. 灌胃法：用左手仰持小鼠，使其头颈部充分伸直，但不宜抓得过紧，以免鼠窒息；右手拿起连有小鼠灌胃针头的注射器，小心自口角插入口腔，再从舌背面紧沿上腭进入食管，注入药液。操作时应避免刺破食管或误入气管，造成动物死亡。若遇阻力，应将针头退出另插。灌注药液量为 0.1 ~ 0.25 mL/10g。

2. 皮下注射法：如为两人合作，其中一人用一手抓住小鼠头部皮肤，另一手抓住鼠尾；另一人注射药物。注射部位在背部皮下组织。如一人操作时，左手抓鼠，右手将抽好注射液的注射器针头（不宜太粗，宜用 5 ~ 6 号针头）插入颈部皮下或腋部皮下。药液注射量一般为 0.05 ~ 0.2 mL/10 g。注意注射量一般每只不超过 0.5 mL。

3. 肌肉注射法：小鼠捉持法同上，将注射器的针头刺入小鼠后肢大腿外侧肌肉，注入药液。注射量：一侧腿一般每次注射 0.1 mL。

4. 腹腔注射法：左手持鼠，右手持注射器从左或右侧（避开膀胱）下腹部朝头部方向刺入，首先刺入皮下，进针 2 ~ 3 mm 再刺入腹腔。此时针头与腹壁的角度约为 45°。针头插入不宜太深或太靠近上腹部，避免刺破内脏。注射量：一般为 0.1 ~ 0.25 mL/10 g。

5. 尾静脉注射法：鼠尾静脉有三根，左、右侧及背侧各一根，左、右侧尾静脉比较容易固定，多采用，背侧一根也可采用。操作时，先将动物固定在鼠筒内或扣在烧杯中，使尾巴露出，将鼠尾用电灯温烤或浸入 45 ~ 50 ℃ 的温水中半分钟，或

用酒精擦拭使血管扩张，并可使表皮角质软化。以左手拇指和食指捏住鼠尾两侧，使静脉充盈，选择一条扩张最明显的血管，用拇指和中指拉住尾尖，食指压迫尾根，保持血管淤血扩张。用中指从下面托起尾巴，以无名指和小指夹住尾巴的末梢，右手持注射器连 $4\frac{1}{2}$ 号或 5 号细针头，使针头与静脉平行（小于30°），从尾下 1/4 处（距尾尖 2 ~ 3 cm）进针。此处皮薄，易于刺入，先缓注少量药液，如无阻力，表示针头已进入静脉，可继续注入。注射完毕后，把尾部向注射侧弯曲以止血。如需反复注射，应尽可能从末端开始，以后向尾根部方向移动注射。

（二）大鼠

1. 灌胃法：左手戴防护手套，握住大鼠头部，或将其压在桌上固定，右手将连有注射器的塑料导管或灌胃针从其口角处插入口腔，然后进入食管。避免将导管或灌胃针插入气管。灌注量每只不超过 2 mL。

2. 腹腔注射法：同小鼠。

3. 静脉注射法：麻醉后的大鼠可从舌下静脉给药，清醒大鼠则从尾静脉给药。应注意要充分加温，使尾静脉扩张，注射才易成功。

（三）家兔

1. 灌胃法：如用兔固定箱，可一人操作，右手固定开口器于兔口中，左手插导尿管，将导尿管从开口器孔插入家兔食管约 15 cm。如无固定箱，需要二人合作，一人取坐位，两腿夹住兔身，右手抓住两前肢；另一人取合适的导尿管，从开口器中间小孔插入食管约 15 cm，方法同上。插管后将导尿管口放入一杯水中，如有气泡，表示导管误入气管，应拔出重插；如无气泡，表示插管成功。灌胃的总量为每只不超过 20 mL。

2. 耳缘静脉注射法：如为两人合作，一人固定兔身；如为一人操作，则用兔固定箱。选用耳缘静脉，剪去粗毛，用手指轻弹耳壳，使血管扩张，以手指于耳缘根部压住耳缘静脉，待血管明显充盈后，取抽好药液的注射器，从静脉近末梢处插入血管。如见到针头在血管内，便以手指将针头与兔耳固定，不让针头滑动。放开耳根静脉手指压力，即可注入药液。如系注入血管内，则通顺无阻，并可见到血液被药液冲走。如注射在皮下，则耳壳会肿胀。注射完毕，用手指按在针眼上，然后将针尖抽出，并继续用手指或棉球按压片刻，以防出血。注射量为 0.5 ~ 2.5 mL/kg。

3. 皮下注射、肌肉及腹腔注射方法：基本同小鼠。皮下和肌肉注射剂量为 0.5 ~ 2.0 mL/kg，腹腔注射剂量为 0.5 ~ 1.0 mL/kg。

四、常用实验动物的麻醉和取血法

（一）常用实验动物的麻醉

进行整体动物实验时，尽量选用清醒状态的动物，使实验条件在生理状态下进行。动物若进行手术操作后，因疼痛或挣扎会影响实验结果，故要先用麻醉药将动物麻醉，再进行实验。应根据不同实验要求和不同的动物选择不同的麻醉药物和方法。

1. 局部麻醉：一般以 2% 的盐酸普鲁卡因做浸润麻醉，可进行局部手术。

2. 全身麻醉：分为以下两种。

（1）吸入麻醉：将蘸有乙醚的棉球放入玻璃罩内，利用乙醚挥发的性质，经肺泡吸入，从而产生麻醉作用。吸入麻醉起效快，停止麻醉后动物苏醒也快。需要注意的是乙醚是易燃物，使用时应避火。

（2）注射麻醉：①戊巴比妥钠，麻醉作用稳定，作用时间适中，一般动物麻醉可选用，常用 3% 的水溶液。各种动物常用量为：狗（30 mg/kg，静脉注射），猫、兔（30~40 mg/kg，静脉注射或腹腔注射），豚鼠、大鼠、小鼠（40~50 mg/kg，静脉注射）。②乌拉坦，常用于兔和大鼠的麻醉，常用量为：1~1.25 mg/kg，静脉注射或腹腔注射。

此外，还可以用异戊巴比妥钠、硫喷妥钠、氯胺酮、苯巴比妥钠等做全身麻醉。

注意事项：在动物实验中，药物的剂量一般按毫克/千克（mg/kg）或克/千克（g/kg）体重计算。应用时必须根据已知药液浓度算出相当于每千克体重应注射的药量（mL），以便给药。

（二）常用实验动物的取血方法

实验研究中，因经常要采集实验动物的血液进行常规质量检测、细胞学实验或进行生物化学分析，故必须掌握正确的采集血液的技术。采血方法的选择主要取决于实验的目的和所需血量以及动物的种类。

1. 大鼠、小鼠的采血方法：包括以下五种。

（1）剪尾采血：需血量很少时常用本法，如做红细胞计数、白细胞计数、血红蛋白测定、制作血涂片等可用本法。动物麻醉后，将尾尖剪去约 5 mm，从尾部向尾尖部按摩，血即从断端流出；也可用刀割破尾动脉或尾静脉，让血液自行流出。如不麻醉，采血量较小。采血结束后，应消毒、止血。用此法每只鼠可采血 10 余次。小鼠可每次采血约 0.1 mL，大鼠可每次采血约 0.4 mL。

（2）眼眶后静脉丛采血：穿刺采用一根特制的长 7~10 cm 硬的玻璃取血管，其一端内径为 1~1.5 mm，另一端逐渐扩大，细端长约 1 cm 即可，将取血管浸入 1% 肝素溶液，干燥后使用。采血时，左手拇指及食指抓住鼠两耳之间的皮肤，使鼠固定，并轻轻压迫颈部两侧，阻碍静脉回流，使眼球充分外突，提示眼眶后静脉丛充血。右手持取血管，将其尖端插入内眼角与眼球之间，轻轻向眼底方向刺入，当感到有阻力时即停止刺入，旋转取血管以切开静脉丛，血液即流入取血管中。采血结束后，拔出取血管，放松左手，出血即停止。用本法在短期内可重复采血。小鼠一次可采血 0.2~0.3 mL，大鼠一次可采血 0.5~1.0 mL。

（3）颈（股）静脉或颈（股）动脉采血：将鼠麻醉，剪去一侧颈部外侧被毛，做颈静脉或颈动脉分离手术，用注射器即可抽出所需血量。大鼠多采用股静脉或股动脉，方法是将大鼠麻醉后，剪开腹股沟处皮肤，即可看到股静脉，把此静脉剪断或用注射器采血即可，股动脉较深，需将其剥离出再采血。

（4）摘眼球采血：此法常用于鼠类大量采血。采血时，用左手固定动物，压迫眼球，尽量使眼球突出，右手用镊子或止血钳迅速摘除眼球，眼眶内会很快流出血液。

（5）断头采血：用剪子迅速剪掉动物头部，立即将动物颈朝下，提起动物，血液便可流入已准备好的容器中。

2. 家兔的采血方法：包括以下四种。

（1）耳缘静脉采血：将家兔固定，拔去耳缘静脉局部的被毛，消毒，用手指轻弹兔耳，使静脉扩张，用针头刺耳缘静脉末端，或用刀片沿血管方向割破一小切口，血液即流出。本法为家兔最常用的采血方法，可多次重复使用。

（2）耳中央动脉采血：在兔耳中央有一条较粗的、颜色较鲜红的中央动脉。用左手固定兔耳，右手持注射器，在中央动脉的末端沿着与动脉平行的向心方向刺入动脉，即可见血液进入针管。由于兔耳中央动脉容易痉挛，故抽血前必须让兔耳充分充血，采血时动作要迅速。采血所用针头不要太细，一般用6号针头，针刺部位从中央动脉末端开始，不要在近耳根部采血。

（3）颈静脉采血：方法同小鼠、大鼠的颈静脉采血。

（4）心脏采血：使家兔仰卧，穿刺部位在第3肋间胸骨左缘3 mm处，针头刺入心脏后，持针手可感觉到家兔心脏有节律地跳动。此时如还抽不到血，可以前后进退，调节针头的位置，注意切不可使针头在胸腔内左右摆动，以防弄伤家兔的心、肺。

（赵　晋　雷　娜）

第三部分 药理学实验

实验一 药物剂量对药物作用的影响

【实验目的】

学习不同剂量对药物作用的影响，学会小鼠的捉持法和腹腔注射法。

【实验原理】

观察药物不同剂量对药物作用的影响。药物的剂量大小决定血药浓度的高低，血药浓度又决定药理效应，因此，药物的剂量决定药理作用的强弱。

【实验器材】

普通天平 1 台，1 mL 注射器 3 支（含针头），鼠笼 3 个。

【实验药品】

3% 尼可刹米溶液。

【实验动物】

小鼠 3 只。

【实验方法】

取小鼠 3 只，使用苦味酸溶液在小鼠身上做不同标记，称体重后观察其正常活动，分别经腹腔注射 3% 尼可刹米溶液 0.1 mL/10 g、0.3 mL/10 g、0.5 mL/10 g；给药后分别放入鼠笼，观察比较小鼠的活动情况，记录作用发生的时间和症状，并比较 3 只小鼠的反应差异。

【实验结果】

将上述结果记录于表 3 – 1 中。

表 3 – 1 实验结果记录表

	小鼠体重/g	药物及剂量/mL	用药前情况	用药后反应情况
甲				
乙				
丙				

【注意事项】

密切观察 3 只小鼠先后出现的反应，并记录各鼠出现药物反应的严重程度。

（王青青）

实验二　给药途径对药物作用的影响

一、家兔不同给药途径对药物作用的影响

【实验目的】

1. 学会家兔的捉持方法及肌肉注射和耳缘静脉注射法。

2. 观察不同给药途径对药物作用的快慢和强弱的影响。

【实验器材】

磅秤 1 台，10 mL 注射器 2 支（含针头），家兔固定器，记号笔等。

【实验药品】

0.5% 异戊巴比妥溶液。

【实验动物】

家兔 2 只。

【实验方法】

取家兔 2 只，编号并称体重，观察家兔的正常活动、翻正反射及呼吸情况。用 0.5% 异戊巴比妥溶液按 1 mL/kg 分别给甲兔耳缘静脉注射、乙兔肌肉注射。记录给药时间，观察两兔的翻正反射消失时间及呼吸抑制程度有何不同。

【实验结果】

将上述结果记录于表 3-2 中。

表 3-2　实验结果记录表

家兔编号	体重/kg	药物及剂量/mL	给药途径	用药后反应情况	
				翻正反射消失所需时间	呼吸抑制的程度
甲					
乙					

二、小鼠不同给药途径对药物作用的影响

【实验目的】

1. 学会小鼠的捉持法和灌胃、肌肉注射法。

2. 观察不同给药途径对药物作用的快慢和强弱的影响。

【实验器材】

托盘天平 1 台，烧杯，1 mL 注射器 2 支（含针头），小鼠灌胃器，记号笔等。

【实验药品】

10% 硫酸镁溶液。

【实验动物】

小鼠 2 只。

【实验方法】

取小鼠 2 只，编号并称体重，分别放于烧杯内，观察其正常活动。用 10% 硫酸镁溶液按 0.2 mL/10 g 分别给甲鼠灌胃、乙鼠肌肉注射，观察两鼠的反应有何不同。

【实验结果】

将上述结果记录于表 3 - 3 中。

表 3 - 3　实验结果记录表

小鼠编号	体重/g	药物及剂量/mL	给药途径	用药后反应情况
甲				
乙				

（王仕宝）

实验三　传出神经系统药物对瞳孔的作用

【实验目的】

1. 观察毛果芸香碱、毒扁豆碱的缩瞳作用以及阿托品、去氧肾上腺素的扩瞳作用，分析其作用机制并联系临床应用。

2. 学会家兔的滴眼和瞳孔测量方法。

【实验原理】

瞳孔的大小受瞳孔括约肌和瞳孔开大肌的影响，瞳孔括约肌上主要分布有 M 受体，瞳孔开大肌上主要分布有 α_1 受体。毛果芸香碱滴眼后可激动瞳孔括约肌上的 M 受体，使瞳孔缩小；阿托品滴眼后可阻断瞳孔括约肌上的 M 受体，使瞳孔扩大；去氧肾上腺素滴眼后可激动瞳孔开大肌上的 α_1 受体，使瞳孔扩大；毒扁豆碱滴眼后可抑制胆碱酯酶，导致乙酰胆碱堆积而产生 M 样作用，使瞳孔缩小。

【实验器材】

兔固定器，剪刀，量瞳尺，滴管。

【实验药品】

1% 硝酸毛果芸香碱溶液，1% 硫酸阿托品溶液，0.5% 水杨酸毒扁豆碱溶液，1% 盐酸去氧肾上腺素溶液。

【实验动物】

家兔 2 只。

【实验方法】

1. 取家兔 2 只，标记、编号，放入兔固定器内，用剪刀剪去眼睑的睫毛，在自然光下用量瞳尺分别测定两眼瞳孔的大小。

2. 将兔下眼睑拉成杯状，并用手指压迫其鼻泪管，分别滴入 3 滴如下溶液。①甲兔：左眼滴入 1% 硝酸毛果芸香碱溶液，右眼滴入 1% 硫酸阿托品溶液；②乙兔：左眼滴入 0.5% 水杨酸毒扁豆碱溶液，右眼滴入 1% 盐酸去氧肾上腺素溶液。1 分钟后放下眼睑，15 分钟后在自然光下再用量瞳尺分别测量两眼瞳孔的大小。

3. 待甲、乙两兔左眼瞳孔明显缩小后，再分别滴入 3 滴如下溶液。①甲兔左眼：1% 硫酸阿托品溶液；②乙兔左眼：1% 盐酸去氧肾上腺素溶液。10 分钟后再次测量瞳孔的大小。

【实验结果】

将实验结果记录于表 3 - 4 中，并进行分析。

表 3 - 4　实验结果记录表

兔号	眼睛	用药前 瞳孔直径/mm	药物及用量	用药后 瞳孔直径/mm
甲	左		1% 硝酸毛果芸香碱溶液 3 滴	
			1% 硫酸阿托品溶液 3 滴	
	右		1% 硫酸阿托品溶液 3 滴	
乙	左		0.5% 水杨酸毒扁豆碱溶液 3 滴	
			1% 盐酸去氧肾上腺素溶液 3 滴	
	右		1% 盐酸去氧肾上腺素溶液 3 滴	

【注意事项】

1. 测量家兔瞳孔时不要刺激其角膜，测量前后光线强度、角度及方向应保持一致。

2. 滴眼时，将下眼睑拉成杯状，并用手指按住其鼻泪管。滴入药液后，使药液在眼睑内保留 1 分钟，然后将手放开，任其溢出。

3. 实验动物应在 1 周内没有使用过眼药。

【思考题】

毛果芸香碱、毒扁豆碱、阿托品、去氧肾上腺素对瞳孔的作用有何异同？其机制是什么？有何临床意义？

（赵　晋）

实验四　传出神经系统药物对血压的作用

【实验目的】

学习麻醉动物急性血压实验的方法；观察传出神经药物对动物血压的影响，加深对这些药物相互作用关系的理解，并根据受体学说初步分析其作用机制。

【实验原理】

传出神经系统中的自主神经系统有以乙酰胆碱为递质的副交感神经系统和以去甲肾上腺素为递质的交感神经系统，它们相互作用、相互对抗，维持机体的生理功能平衡。药物影响交感神经系统和副交感神经系统的作用部位主要是递质和受体。通过相应受体的激动剂和拮抗剂对动物血压的影响，间接地定性分析不同组织、不同部位受体的类型和功能。

【实验器材】

手术刀，手术剪，民用剪，止血钳，气管插管，动脉插管，动脉夹，头皮静脉注射针头，压力换能器，电脑及记录装置，注射器，铁支架，螺旋夹，棉线，药棉，纱布。

【实验药品】

3%戊巴比妥钠溶液，1%肝素溶液，生理盐水，0.01%盐酸肾上腺素溶液，0.01%重酒石酸去甲肾上腺素溶液，0.005%异丙肾上腺素溶液，1%心得安溶液，0.5%酚妥拉明溶液。

【实验动物】

家兔1只。

【实验方法】

1. 取家兔1只，称重，腹腔注射戊巴比妥钠，30 mg/kg（即3%戊巴比妥钠溶液1 mL/kg），麻醉后，将家兔背位固定于手术台上。

2. 找到耳缘静脉，插入与注射器相连的头皮静脉注射针头，缓慢连续地推注生理盐水。

3. 剪去颈部的毛，正中切开颈部皮肤，分离气管。在气管下穿一线，轻提气管，做一倒"T"形切口，插入气管插管，结扎固定。

4. 在气管一侧的颈动脉鞘内分离颈总动脉（注意有迷走神经伴行，应将其与颈总动脉分离），在颈总动脉下方近、远心端各穿一根线，远心端结扎；然后用动脉夹夹住近心端，在靠近结扎处用眼科剪剪一"V"形小口，向心方向插入装有肝素溶液的动脉插管，结扎并固定于动脉插管上。动脉插管与压力换能器相连并连接在410-生物信号采集系统上；慢慢松开颈总动脉夹，描记正常血压曲线。

5. 打开电脑，点击桌面上的 BL-420 图标，进入血压实验系统。先描记一段正常血压曲线，然后依次经耳缘静脉注射各种实验用药物，观察给药后所引起的血压变化。一种药物观察完成后，须待血压恢复原水平或平稳，再给下一药物。每次给药后应立即推入生理盐水 2 mL，以将余药冲入静脉内。

【给药观察】

依次从静脉注入下列药物，观察血压变化，并思考变化的原理。

1. 观察拟肾上腺素药的作用：①盐酸肾上腺素（0.1 mg/kg）；②重酒石酸去甲肾上腺素（0.1 mg/kg）；③异丙肾上腺素（0.05 mg/kg）。

2. 观察应用 α 受体阻断剂酚妥拉明后对拟肾上腺素药作用的影响。

将 0.5% 酚妥拉明（0.1 mg/kg）缓慢注入，用药后 2～3 分钟再给下列药物：①盐酸肾上腺素（0.1 mg/kg）；②重酒石酸去甲肾上腺素（0.1 mg/kg）；③异丙肾上腺素（0.05 mg/kg）。

3. 观察应用 β 受体阻断剂心得安后对拟肾上腺素药作用的影响。

将 1% 心得安（0.1 mg/kg）缓慢注入，用药后 5～10 分钟再给下列药物：①盐酸肾上腺素（0.1 mg/kg）；②重酒石酸去甲肾上腺素（0.1 mg/kg）；③异丙肾上腺素（0.05 mg/kg）。

【实验结果】

将上述结果记录于表 3-5 中。

表 3-5　实验结果记录表

操作	各种药物对血压的作用		
	肾上腺素	去甲肾上腺素	异丙肾上腺素
未用阻断剂			
注入酚妥拉明后			
注入心得安后			

【注意事项】

1. 本实验用家兔进行，因家兔的耐受性较差，故可能有些结果不是很典型。

2. 实验中的剂量是按一般情况进行计算的，必要时可根据具体情况适当增减。

3. 为避免形成血栓，所建静脉通道在不给药时应连续、缓慢地推注生理盐水。

（雷　娜）

实验五　有机磷酸酯类中毒及其解救

【实验目的】

观察有机磷农药中毒的症状。

【实验原理】

有机磷酸酯类通过抑制胆碱酯酶（AChE）活性，使乙酰胆碱在体内堆积，产生中毒症状。抗胆碱药阿托品能解除有机磷酸酯类中毒的 M 样症状，而解磷定可复活胆碱酯酶，恢复其水解乙酰胆碱的能力，对 M 样症状及 N 样症状均有效，以对骨骼肌震颤的效果产生最快，两药合用可提高解毒效果。

【实验器材】

注射器（5 mL、10 mL、20 mL），测瞳孔尺，刀片，采血杯，动脉夹，酒精棉球，恒温水浴箱、分光光度计，试管架，试管，吸管（0.2 mL、1 mL、2 mL、5 mL），加样器，滤纸，漏斗，蛙类手术器械，电刺激器，标本盒。

【实验药品】

0.1% 硫酸阿托品，5% 敌百虫，1% 肝素，2.5% 解磷定。

【实验动物】

家兔 2 只。

【实验方法】

1. 取家兔 2 只，编号，称重，观察并记录其活动情况、呼吸（频率，有无呼吸困难，呼吸道有无分泌物等）、瞳孔大小、唾液分泌、大小便、肌张力及有无肌震颤等。

2. 为采血方便，可向家兔耳缘静脉注射 1% 肝素（0.5 mL/kg）。

3. 用酒精棉球擦拭兔耳外缘静脉或沿静脉走行拔毛，使其充血明显，用刀片横向切开中段耳缘静脉，使血液自然流入采血杯中（0.5～1.0 mL），并轻轻振荡采血杯，防止凝血。依上述方法取甲、乙两兔耳缘静脉血各一份，供测正常胆碱酯酶活性用。

4. 分别给甲、乙两兔耳缘静脉注射 5% 敌百虫（1.5 mL/kg）。按前述指标观察并记录中毒症状，待中毒症状明显时，依上法再次采血，供测中毒后胆碱酯酶活性用。然后，给甲兔立即静脉注射 0.1% 硫酸阿托品（1 mL/kg），给乙兔立即静脉注射 2.5% 解磷定（4 mL/kg），观察并记录甲、乙两兔的中毒症状有何变化，在症状改善明显时采血，供测解救后胆碱酯酶活性用。

【实验结果】

根据本实验的观察项目，列表记录甲、乙两只家兔中毒前后和用不同药物解救后，症状及血液中胆碱酯酶活性的改变。将上述结果记录于表 3－6 中。

表3-6 实验结果记录表

兔号	体重/g	操作	一般活动	呼吸/（次/分）	瞳孔大小	唾液分泌	大便	肌张力	肌震颤	血AChE活性	备注
甲		用药前									
		注射敌百虫									
		注射阿托品									
乙		用药前									
		注射敌百虫									
		注射解磷定									

（雷　娜）

实验六　普鲁卡因与丁卡因表面麻醉作用的比较

【实验目的】

比较普鲁卡因与丁卡因表面麻醉作用的差异，以了解对表面麻醉药的选择。

【实验原理】

表面麻醉是将穿透性强的局麻药涂于黏膜表面，使黏膜下神经末梢麻醉，致使机体的反射变慢、变弱。

【实验器材】

滴管 2 支，手术剪，家兔固定器。

【实验药品】

1% 盐酸普鲁卡因溶液，1% 盐酸丁卡因溶液。

【实验动物】

家兔 1 只。

【实验方法】

1. 取家兔 1 只，放入家兔固定器中，剪去两眼睫毛，分别用兔须轻触两眼角膜的上、中、下、左、右 5 个位点，观察记录正常眨眼反射情况。

2. 用拇指和食指将家兔的左眼下眼睑拉成袋状，并用中指压住鼻泪管，滴入 1% 盐酸普鲁卡因溶液 2 滴，轻柔下眼睑，使药物与角膜充分接触，保留 1 分钟后，放手任药自溢。用同样方法向右眼滴入 1% 盐酸丁卡因溶液 2 滴。

3. 两眼滴药后，每隔 5 分钟分别测试眨眼反射 1 次，共测试 30 分钟。记录并比较两药麻醉作用有何不同。

【实验结果】

将上述结果记录于表 3 - 7 中。

表 3 - 7　实验结果记录表

眼	药物	用药前眨眼反射	用药后眨眼反射/分钟					
			5	10	15	20	25	30
左眼	1% 盐酸普鲁卡因							
右眼	1% 盐酸丁卡因							

【注意事项】

1. 滴眼时要压住鼻泪管，以防药物进入鼻腔。

2. 选用刺激兔角膜的兔须宜软硬适中，实验中应用同一根兔须，刺激强度力求一致。

3. 刺激角膜时兔须不可触及睫毛或眼睑，以免影响实验结果。

（赵　鹏）

实验七 地西泮的抗惊厥作用

【实验目的】

1. 练习小鼠的腹腔注射方法。

2. 观察尼可刹米致惊厥现象和地西泮的抗惊厥作用，联系其临床用途。

【实验原理】

尼可刹米为呼吸中枢兴奋药，过量可致惊厥。地西泮作用于边缘系统，加强了 GABA（γ-氨基丁酸）能神经元的抑制作用，可有效对抗中枢兴奋药过量引起的惊厥。

【实验器材】

天平1台，1 mL注射器3支（含针头），大烧杯2个，棉球。

【实验药品】

0.5%地西泮溶液，2.5%尼可刹米溶液，生理盐水。

【实验动物】

小鼠2只。

【实验方法】

1. 取2只小鼠，编号，称重，放置在烧杯中，观察其正常活动度、呼吸及肌张力。

2. 给甲鼠腹腔注射0.5%地西泮溶液（0.1 mL/10g），给乙鼠腹腔注射生理盐水（0.1 mL/10g）。

3.10分钟后，将两鼠放置在浸有2.5%尼可刹米溶液棉球的倒置烧杯中，观察有无惊厥现象（肌强直、竖尾为惊厥指标）。

【实验结果】

将上述结果记录于表3-8中。

表3-8 实验结果记录表

鼠号	体重/g	给药量/mL	用药前	用药后
甲鼠				
乙鼠				

【注意事项】

1. 因为尼可刹米具有挥发性，所以要将烧杯倒置。

2. 腹腔注射应选在小鼠下腹部进行，切勿因进针过深而损伤内脏，否则内脏出血会导致小鼠死亡，影响实验进行。

（赵　鹏）

实验八 尼可刹米对呼吸抑制的解救作用

【实验目的】

学习常用的呼吸活动记录法，观察尼可刹米对吗啡中毒时呼吸抑制的对抗作用。

【实验原理】

吗啡是有呼吸抑制作用的强效镇痛剂，它可抑制延脑呼吸中枢神经元的放电活动，降低呼吸中枢对 CO_2 的敏感性，同时对脑桥内的呼吸调整中枢也有抑制作用。尼可刹米可兴奋呼吸中枢，故可对抗吗啡中毒时的呼吸抑制作用。

【实验器材】

兔固定器，婴儿秤，鼻插管，胶布，酒精棉球，5 mL 注射器，10 mL 注射器，压力传感器，生理药理记录仪，电脑。

【实验药品】

1% 盐酸吗啡溶液，5% 尼可刹米溶液，液体石蜡。

【实验动物】

家兔 1 只。

【实验方法】

1. 固定动物：取家兔 1 只，称重，置于兔固定器内。

2. 描记呼吸：将鼻插管一端涂以液体石蜡，插入家兔的一侧鼻孔，用胶布固定，另一端接压力传感器并与电脑记录仪（生理、病理、药理）连接，记录正常的呼吸曲线及每分钟呼吸次数。

3. 呼吸抑制与对抗：自家兔耳缘静脉缓慢注射 1% 盐酸吗啡（1 mL/kg），记录呼吸频率及幅度，当出现明显的呼吸抑制时，立即缓慢静脉注射 5% 尼可刹米（2 mL/kg），观察并记录呼吸幅度与频率的变化。

【实验结果】

标记呼吸曲线，讨论尼可刹米为什么能用于吗啡急性中毒的解救。

【注意事项】

1. 注射吗啡须缓慢，以便控制剂量到刚能引起间歇的潮式呼吸。

2. 注射尼可刹米的速度也宜稍慢，否则可致惊厥。

（房　宇）

实验九　呋塞米的利尿作用

【实验目的】

观察药物对尿排泄量的影响。

【实验原理】

呋塞米为强效利尿剂，可作用于肾小管髓袢升支粗段的髓质及皮质部。本实验采用输尿管插管法收集用药前及用药后尿液，通过比较用药前及用药后尿量的变化，观察呋塞米的利尿作用。

【实验器材】

兔手术台，手术器械一套，器官套管，细塑料管，记滴装置，导尿管及含嘴。

【实验药品】

25%乌拉坦溶液，1%呋塞米注射液。

【实验动物】

家兔1只。

【实验方法】

1. 实验前1小时，按30 mL/kg给家兔灌水，然后用25%乌拉坦溶液（4 mL/kg）耳缘静脉麻醉。麻醉后，将家兔仰卧位固定于兔手术台上。

2. 下腹部剃毛，并在耻骨联合上缘向上沿正中线做约4 cm长的皮肤切口，再沿腹白线剪开腹壁及腹膜，暴露膀胱。在膀胱底部两侧找出输尿管，轻轻分离一侧输尿管，在输尿管靠近膀胱处用细线结扎。另用一线穿入输尿管下方，轻轻提起输尿管，在靠近膀胱的输尿管壁上剪一小口，然后向肾脏方向插入一细塑料管，并用线结扎固定，塑料管的另一端连接记滴装置，用记滴器记录尿液滴数。

3. 用量杯收集并记录给药前30分钟总尿量。然后由耳缘静脉注入1%呋塞米（0.5 mL/kg），每隔5分钟收集并记录一次尿量，连续6次，合并尿液，测定总尿量。

【实验结果】

将上述结果记录于表3-9中。

表3-9　实验结果记录表

给药前3分钟尿量 /mL	给药量 /mL	给药后尿量/mL						
		立即	5分钟	10分钟	15分钟	20分钟	25分钟	30分钟

【注意事项】

为家兔行灌胃、耳缘静脉注射时，操作要规范。

（雷　娜）

实验十 药物的体外抗凝血作用

【实验目的】

学习用体外试管法观察枸橼酸钠与肝素的体外抗凝血作用。

【实验原理】

肝素在体内外均有迅速和强大的抗凝血作用，其机制主要是通过增强抗凝血酶Ⅲ（AT－Ⅲ）而发挥作用。枸橼酸钠的抗凝作用是由于枸橼酸根离子能与血中的钙离子结合形成难以解离的可溶性络合物，使血钙降低，血凝过程受阻，从而产生抗凝血作用。

【实验器材】

试管，试管架，小玻棒，刻度吸管，注射器，秒表，恒温水浴箱。

【实验药品】

生理盐水，4%枸橼酸钠溶液，4 U/mL 的肝素溶液，3%氯化钙溶液。

【实验动物】

家兔 1 只。

【实验方法】

1. 取规格一致的试管 3 支并编号标记，分别加入 0.5 mL 下列药物：生理盐水、4%枸橼酸钠溶液、4 U/mL 的肝素溶液。

2. 从家兔心脏用 9 号注射针头穿刺取血 6 mL，迅速向每支试管中加入兔血 2 mL，充分混匀后，放入 37 ℃±0.5 ℃恒温水浴箱中。

3. 每隔 30 秒将试管轻轻倾斜，观察血液的流动性，直至将试管缓慢倾斜而血液不能流动，比较各试管的凝血时间。

4. 如果后 2 号试管在 20 分钟内不出现凝血，可加入 3%氯化钙溶液 0.5 mL 混匀，再次观察是否出现凝血，并比较凝血时间。

【实验结果】

将上述结果记录于表 3－10 中。

表 3－10 实验结果记录表

编号	药物	凝血时间/分钟
1	生理盐水	
2	4%枸橼酸钠溶液	
3	4 U/mL 的肝素溶液	

【注意事项】

1. 实验前已出现凝血块的血液不可再次供实验使用。

2. 兔血加入后必须立即用小玻棒将血液与试管内药液搅拌均匀，否则会影响测定的准确性，搅拌时应注意避免产生气泡。

3. 注射器及试管应保持干燥、洁净，否则会影响测定的准确性。

（王会鑫）

实验十一　硫酸镁中毒的解救

【实验目的】

1. 观察硫酸镁的急性中毒症状。

2. 学习钙盐对镁盐中毒的解救方法。

【实验原理】

1. 注射硫酸镁后，血液中的镁离子浓度升高，镁离子与钙离子的化合价相同，化学性质相似，可以特异性地竞争钙离子受点，拮抗钙的作用，干扰了乙酰胆碱释放，使神经肌肉接头处的乙酰胆碱减少，导致骨骼肌松弛。同时，镁离子也可作用于中枢神经系统，引起感觉和意识消失。

2. 高浓度的镁离子抑制了延髓呼吸中枢和血管运动中枢，引起呼吸抑制，血压骤降和心搏骤停，葡萄糖酸钙或者氯化钙能竞争性地对抗镁盐中毒。

【实验器材】

10 mL 注射器，婴儿秤。

【实验药品】

20% 硫酸镁溶液，5% 氯化钙溶液。

【实验动物】

家兔 1 只。

【实验方法】

1. 取家兔 1 只，称其重量，并观察肌张力及正常活动情况。

2. 分两侧给家兔肌肉注射 20% 硫酸镁溶液（5 mL/kg），观察呼吸、肌张力和活动情况。

3. 待家兔出现症状（呼吸减慢、肌张力下降、行动困难、不能站立、低头侧卧）时，应立即由耳缘静脉缓慢注射 5% 氯化钙溶液 8~10 mL，直至四肢立起。抢救后，家兔可能再次出现麻痹，应再次给钙剂补救。

【实验结果】

将上述结果记录于表 3-11 中。

表 3-11　实验结果记录表

观察项目	肌张力	呼吸	活动情况
给药前			
给硫酸镁后			
给氯化钙后			

【注意事项】

1. 称量和计算给药量应准确，防止因药物过量或者不足而影响实验结果。

2. 当实验动物出现中毒症状时，要及时注射解救药物，防止因操作缓慢而导致实验动物死亡。

（王会鑫）

实验十二　胰岛素的过量反应及其解救

【实验目的】

1. 观察胰岛素过量导致的低血糖反应并了解其解救方法，验证胰岛素对血糖的影响。

2. 练习小鼠腹腔注射法。

【实验原理】

胰岛素是由胰岛 B 细胞受分泌的一种蛋白质激素，其主要生理功能是调节代谢。胰岛素是机体内唯一能降低血糖的激素，同时又可促进糖原、脂肪、蛋白质的合成。给小鼠注射大量胰岛素之后，可导致其血糖降低，引起低血糖性休克，出现精神不安、惊厥等现象。

【实验器材】

普通天平或电子秤，1 mL 注射器，大烧杯，小鼠笼。

【实验药品】

酸性生理盐水，50% 葡萄糖注射液，胰岛素溶液（2 U/mL）。

【实验动物】

小鼠 3 只。

【实验方法】

1. 取小鼠 3 只，编号为甲、乙、丙并进行标记，称重，甲、乙为实验组，丙为对照组。

2. 给实验组甲、乙两只小鼠均腹腔注射 2 U/mL 胰岛素溶液（0.1 mL/10 g），给对照组小鼠注射酸性生理盐水（0.1 mL/10 g）。

3. 将两组小鼠都放在 30~37 ℃环境中，记下时间，注意观察并比较两组小鼠的神态、姿势及活动情况。当实验组小鼠出现明显反应时，为甲鼠注射 50% 葡萄糖注射液（0.1 mL/10 g）进行解救，乙鼠不进行解救处理。

4. 比较甲、乙、丙鼠的活动情况，进行记录并分析结果。

【实验结果】

将上述结果记录于表 3-12 中，并进行分析。

表 3-12　实验结果记录表

鼠号	体重/g	药物	给药量/mL	用药后反应
甲		2 U/mL 胰岛素溶液		
		50% 葡萄糖注射液		
乙		2 U/mL 胰岛素溶液		
丙		酸性生理盐水		

【注意事项】

1. 小鼠在实验前 18～24 小时应禁食。

2. 酸性生理盐水的配置：将 10 mL 0.1 mol/L HCl 加入 300 mL 生理盐水中，调节其 pH 值在 2.5～3.5。

3. 2 U/mL 胰岛素溶液的配置：使用普通胰岛素，因普通胰岛素显效快且实验现象明显，并使用酸性生理盐水将其稀释至所需浓度，因胰岛素在酸性环境下才有效应。

4. 实验温度：夏季可为室温，冬季最好将注射胰岛素的小鼠放在 30～37 ℃ 环境中保温，因温度过低会使反应出现较慢。

【思考题】

胰岛素的药理作用和临床用途有哪些？胰岛素过量会引起什么不良反应？如何抢救？

（赵　晋）

实验十三　链霉素的毒性反应及其解救

【实验目的】

1. 练习小鼠的腹腔注射方法。

2. 观察链霉素的急性毒性反应及氯化钙对该毒性反应的拮抗作用，联系其临床用途。

【实验原理】

链霉素为氨基糖苷类抗生素，其急性毒性反应为神经肌肉阻滞，出现四肢无力，甚至呼吸抑制，而钙剂具有拮抗此反应的作用。

【实验器材】

天平 1 台，1 mL 注射器 3 支（含针头），大烧杯 2 个。

【实验药品】

4% 硫酸链霉素溶液，1% 氯化钙溶液，生理盐水。

【实验动物】

小鼠 2 只。

【实验方法】

1. 取 2 只小鼠，编号，称重，并放置在烧杯中观察其正常活动度、呼吸及肌张力。

2. 给甲鼠腹腔注射 1% 氯化钙溶液（0.1 mL/10 g），给乙鼠腹腔注射生理盐水（0.1 mL/10 g）。

3. 6~7 分钟后，给两鼠均腹腔注射 4% 硫酸链霉素溶液（0.1 mL/10 g），观察并记录两鼠的变化情况。

【实验结果】

将上述结果记录于表 3-13 中。

表 3-13　实验结果记录表

鼠号	体重/g	药物	给药量/mL	用药前	用药后
甲鼠		1% 氯化钙溶液			
乙鼠		生理盐水			

【注意事项】

1. 氯化钙溶液应缓慢推注，以免发生高钙惊厥。

2. 腹腔注射应选择在小鼠下腹部进行，切勿因进针过深而损伤内脏，否则会因内脏出血而导致小鼠死亡，影响实验进行。

（赵　鹏）

第四部分　处方及案例分析

一、处方的基本知识

（一）处方的概念

处方是由注册的执业医师和执业助理医师（以下简称医师）在诊疗活动中为患者开具的、由取得药学专业技术职务任职资格的药学专业技术人员（以下简称药师）审核、调配、核对，并作为患者用药凭证的医疗文书。处方包括医疗机构病区用药医嘱单。

（二）处方的意义

处方具有法律上、技术上和经济上的意义。其法律上的意义在于它是出现医疗事故时鉴定医护人员和药师是否应负法律责任的重要证据，如因开写处方或调配处方而引起的差错以及造成医疗事故，医师、药师都要负法律责任；其技术上的意义在于处方中写明了药品名称、规格、剂量、用法等，为安全用药起到了技术指导作用；其经济上的意义在于处方也是药品消耗及经济收入结账的原始依据和凭证。

（三）处方的格式及内容

处方的内容包括前记、正文、后记三个部分。

1. 前记：处方前记一般为自然项目，包括医疗机构名称、科别、日期、患者姓名、性别、年龄、门诊或住院病历号、临床诊断等。麻醉药品和第一类精神药品处方还应包括患者身份证明编号或代办人姓名、身份证明编号。

2. 正文：处方正文是处方的主要部分，由医师根据患者病情或其他需要而制订的用药方案，是患者用药的依据，以 Rp. 或 R.（拉丁文 Recipe "请取" 的简写）进行标示，分列药品名称、剂型、规格、数量、用法及用量。

3. 后记：处方后记包括医师签名或加盖专用签章，药品金额以及审核、调配、核对和发药药师签名或加盖专用签章，以示负责。如为住院处方，则还需领药者签字。

处方由医疗机构按照规定的标准和格式印刷，以印刷用纸的红、黄、绿、白四色区别不同类别处方：①麻醉药品及第一类精神药品处方为淡红色，右上角标注"麻、精一"；②急诊处方为淡黄色，右上角标注"急诊"；③儿科处方为淡绿色，右上角标注"儿科"；④第二类精神药品处方为白色，右上角标注"精二"；⑤普通处方为白色。

（四）处方制度

《处方管理办法》自 2007 年 5 月 1 日起施行，共 8 章，63 条。其主要内容包括总则、处方管理的一般规定、处方权的获得、处方的开具、处方的调剂、监督管理、法律责任、附则。《处方管理办法》的实施加强了处方开具、调剂、使用、保存的规范化管理，提高了处方质量，促进了合理用药，保障了患者的用药安全，规范了医师、药师的责任心，使患者用药更安全，治疗更有效。《处方管理办法》中的主要规则如下。

1. 处方权和调方权：具体如下。

（1）处方权：经注册的执业医师在执业地点取得相应的处方权。经注册的执业助理医师在医疗机构开具的处方，应当经所在执业地点执业医师签名或加盖专用签章后方有效。经注册的执业助理医师在乡镇、村医疗机构独立从事一般的执业活动，可以在注册的执业地点取得相应的处方权。执业医师经考核合格后，取得麻醉药品和第一类精神药品的处方权，但不得为自己开具该类药品处方。

（2）调方权：具有药师以上专业技术职务任职资格的人员负责处方审核、评估、核对、发药以及安全用药指导，药士从事处方调配工作。药师取得麻醉药品和第一类精神药品调配资格后，方可在本机构调剂麻醉药品和第一类精神药品。

2. 处方的书写规则：具体如下。

（1）患者一般情况、临床诊断应填写清晰、完整，并与病历记载相一致。如需修改，应在修改处签名，并注明修改日期。患者年龄应当填写实足年龄，新生儿、婴幼儿填写日龄或月龄，必要时应注明体重。

（2）药品名称应当使用规范的中文名称书写，没有中文名称的可以使用规范的英文名称书写。医疗机构或者医师、药师不得自行编制药品缩写名称或者使用代号。书写药品名称、剂量、规格、用法、用量要准确规范，药品用法可用规范的中文、英文、拉丁文或者缩写体书写，但不得使用"遵医嘱""自用"等含糊不清字句。处方中常用的外文缩写见表4-1。

表4-1 处方中常用中外文术语对照表

外文缩写	中文含义	外文缩写	中文含义
q. d.	每日1次	p. o. 或 o. s.	口服
b. i. d.	每日2次	i. h. 或 s. c.	皮下注射
t. i. d.	每日3次	i. m.	肌内注射
q. i. d.	每日4次	i. v.	静脉注射
q. h.	每小时1次	i. v. gtt	静脉滴注
q. 4h.	每4小时1次	i. d.	皮内注射
q. o. d.	隔日1次	s. o. s.	需要时（临时）
b. i. w.	每周1次	p. r. n.	需要时（长期）
a. m.	上午	Stat! 或 st!	立即
p. m.	下午	Cito!	急速地
a. c.	餐前	Lent!	慢慢地
p. c.	餐后	Co.	复方
h. s.	临睡前	Sig. 或 s.	用法

（3）西药和中成药可以分别开具处方，也可以开具一张处方；中药饮片应当单独开具处方。开具西药、中成药处方时，每一种药品应当另起一行，每张处方不得超过 5 种药品。

（4）中药饮片处方的书写一般应当按照"君、臣、佐、使"的顺序排列；调剂、煎煮的特殊要求应注明在药品右上方，并加括号，如布包、先煎、后下等；对饮片的产地、炮制有特殊要求的，应当在药品名称之前写明。

（5）药品剂量与数量用阿拉伯数字书写。药品剂量应当使用法定计量单位：重量以克（g）、毫克（mg）、微克（μg）、纳克（ng）为单位；容量以升（L）、毫升（mL）为单位；中药饮片以克（g）为单位；另外，还有国际单位（IU）、单位（U）。片剂、丸剂、胶囊剂、颗粒剂分别以片、丸、粒、袋为单位；溶液剂以支、瓶为单位；软膏及乳膏剂以支、盒为单位；注射剂以支、瓶为单位（应当注明含量）；中药饮片以剂为单位。

（6）一般情况下，处方开具当日有效；特殊情况下需延长有效期的，由开具处方的医师注明有效期限，但有效期最长不得超过 3 天。

（7）在开具处方后的空白处画一斜线，以示处方完毕。

3. 处方限量：指为了医师更好地追踪患者病情，并及时调整用药方案和减少药品的浪费而采取的每张处方用药的数量限制，具体规定如下。

（1）一般处方不得超过 7 日用量，急诊处方一般不得超过 3 日用量。对于某些慢性病、老年病或特殊情况，处方用量可适当延长，但医师应当注明理由。医疗用毒性药品、放射性药品的处方用量应当严格按照国家有关规定执行。

（2）为门（急）诊患者开具的麻醉药品注射剂，每张处方为一次常用量；控缓释制剂，每张处方不得超过 7 日常用量；其他剂型，每张处方不得超过 3 日常用量。

（3）第一类精神药品注射剂，每张处方为一次常用量；控缓释制剂，每张处方不得超过 7 日常用量；其他剂型，每张处方不得超过 3 日常用量。哌甲酯用于治疗儿童多动症时，每张处方不得超过 15 日常用量。

（4）第二类精神药品一般每张处方不得超过 7 日常用量；对于慢性病或某些特殊情况的患者，处方用量可以适当延长，但医师应当注明理由。

4. 处方调剂：药师应当按照操作规程调剂处方药品，认真审核处方，准确调配药品，正确书写药袋或粘贴标签，注明患者姓名，药品名称、用法、用量，包装；向患者交付药品时，按照药品说明书或者处方用法进行用药交代与指导，包括每种药品的用法、用量、注意事项等。药师调剂处方时必须做到"四查十对"：查处方，对科别、姓名、年龄；查药品，对药名、剂型、规格、数量；查配伍禁忌，对药品性状、用法用量；查用药合理性，对临床诊断。

5. 处方保管：处方应由调剂处方药品的医疗机构妥善保存。普通处方、急诊处方、儿科处方保存期限为 1 年，医疗用毒性药品、第二类精神药品处方保存期限为 2 年，麻醉药品和第一类精神药品处方保存期限为 3 年。

二、处方及案例分析举例

处方及案例分析是药理学实践教学的重要环节。通过对处方进行分析，使学生掌握处方的结构、开写处方的方法及注意事项，同时培养学生的综合分析能力，为临床合理开写处方、执行医嘱、防治疾病、合理用药打下坚实的基础。以下列举了 20 个典型病例的临床用药处方，并对其用药合理性进行了分析。

1. 常某，男，50 岁，既往有胃溃疡病史，近日右足及右小腿有疼痛、发凉、怕冷、麻木感，严重时肌肉抽搐，不能行走，休息后症状减轻或消失。诊断为右足及下肢血栓闭塞性脉管炎。医生开了如下处方进行治疗，请分析处方是否合理，并说明理由。

Rp：

甲磺酸酚妥拉明注射液 5 mg×20 支

用法：10 mg，立即肌内注射，需要时可重复给药。

甲磺酸双氢麦角毒碱片 0.25 mg×20 片

用法：0.5 mg，每日 3 次，口服。

【分析】该处方不合理。原因：患者有胃溃疡病史，而酚妥拉明的组胺样作用可诱发、加重溃疡，所以该患者应避免使用酚妥拉明，可考虑换用其他扩血管药。

2. 患者，女，36 岁，3 个月前患青光眼。本次因突发性腹痛、腹泻而来医院急诊就诊。查体：肠鸣音亢进，无压痛、反跳痛。诊断：急性肠炎。医生开了如下处方，请分析该处方是否合理，并说明理由。

Rp：

氢溴酸山莨菪碱片　5 mg×6 片

用法：5 mg，每日 3 次，口服。

【分析】该处方不合理。原因：氢溴酸山莨菪碱为 M 受体阻断药，会导致眼内压升高，青光眼患者不能使用，因此药物选择不合理。

3. 患者，男，52 岁，因工作压力大而长期失眠，临床诊断为失眠症。医生开具的处方如下，请分析处方是否合理，并说明理由。

Rp：

地西泮片　5 mg×60 片

用法：5~10 mg，临睡前口服。

【分析】该处方不合理。原因：①地西泮为第二类精神药品，处方限 7 天常用量，最多只能开 14 片，而该处方总量为 60 片，开药量太大，不符合处方管理办法。②用法、用量要准确规范，不能含糊不清。

4. 患者，男，28 岁，因与人发生口角而口服大量药物，意识清醒，10 分钟后被家人发现并立即送到医院急诊。诊断：地西泮急性中毒。医生开具的处方如下，请分析是否为合理用药，并说明理由。

Rp：

50%硫酸镁溶液　40 mL×1 瓶

用法：40 mL，立即口服。

【分析】此处方属不合理用药。原因：①该处方使用硫酸镁口服导泻，但硫酸镁少量吸收后，对中枢神经有抑制作用，故中枢抑制药地西泮中毒时不宜选用其导泻，应选用无中枢抑制作用的硫酸钠导泻，防止加重中毒。②因患者服地西泮时间不久，地西泮尚未完全吸收，除了导泻外，还应该对患者进行洗胃。

5. 患者，女，40 岁，被诊断为胆绞痛。医生开具的红处方如下，请分析处方是否合理，并说明理由。

Rp：

盐酸哌替啶注射液　50 mg×1 支

用法：50 mg，立即肌内注射。

硫酸阿托品注射液　0.5 mg×1 支

用法：0.5 mg，立即肌内注射。

【分析】此处方合理。原因：①对于胆绞痛患者的治疗，单用哌替啶止痛会因其兴奋胆管括约肌，升高胆内压而影响止痛效果；若单用阿托品止痛，其解痉止痛效果较差。②二者合用可取长补短，既解痉，又止痛，可产生协同作用。

6. 患者，女，29 岁，妊娠 40 周，阵发性腹部剧痛。医生确定胎儿在 2 小时内可以娩出。为分娩止痛，医生开了下列处方，请分析处方是否合理，并说明理由。

Rp：

盐酸吗啡注射液 10 mg×1 支

用法：10 mg，立即肌内注射。

【分析】此处方不合理。原因：吗啡能通过胎盘屏障进入胎儿体内，抑制胎儿呼吸中枢，使新生儿自主呼吸受抑制；同时，吗啡能对抗缩宫素兴奋子宫的作用而延长产程，故吗啡禁用于分娩止痛。

7. 患者，女，62 岁，有多年高血压病史，近年来劳累后常感胸前区闷痛，前天与邻居争吵，情绪激动，突感胸骨后绞痛，面色苍白，出冷汗，入院求治，被诊断为稳定型心绞痛。医生为其开具的处方如下，请分析处方是否合理，并说明理由。

Rp：

硝酸甘油片 0.5 mg×20 片

用法：0.5 mg，舌下含服。

普萘洛尔片 10 mg×20 片

用法：10 mg，每日 3 次，口服。

【分析】此处方合理。原因：①硝酸甘油与普萘洛尔均为抗心绞痛药，二者合用能取长补短，协同降低耗氧量。②普萘洛尔可抵消硝酸甘油所引起的反射性心率加快，硝酸甘油可缩小普萘洛尔所引起的心室容积增大和射血时间延长。

8. 一位充血性心力衰竭的患者，伴有明显全身水肿，医生为其开具了下列处方。请分析处方是否合理，并说明理由。

Rp：

地高辛片　0.25 mg×10 片

用法：0.25 mg，每日 1 次，口服。

氢氯噻嗪片 25 mg×20 片

用法：50 mg，每日 2 次，口服。

【分析】该处方不合理。原因：氢氯噻嗪可降低心脏负担，为治疗充血性心力衰竭的常用药物，但其可引起低血钾，当与地高辛合用时，可使血钾降低而增加地高辛不良反应的发生率。为增强疗效、预防低血钾，还应加服氯化钾。

9. 患者，男，68 岁，有高血压病史 10 余年，近日常出现头晕、头昏，血压 180/110 mmHg，诊断为原发性高血压。医生为其开了如下处方，请分析处方是否合理，并说明理由。

Rp：

阿替洛尔片 12.5 mg×30 片

用法：25 mg，每日 3 次，口服。

依那普利片 5 mg×15 片

用法：5 mg，每日 3 次，口服。

氨氯地平片　5 mg×5 片

用法：5 mg，每日 1 次，口服。

【分析】该处方合理。原因：①此三种药物联合应用可产生协同作用，减少各药的剂量。②此三种药物联合应用可减少药物的副作用，阿替洛尔可抵消氨氯地平加快心率的副作用。③此三种药物联合应用可使血压下降比较平稳。

10. 患者，女，50 岁，因支气管哮喘发作，服用氨茶碱后引起了心动过速。医生为其开了如下处方，请分析该处方是否合理，并说明理由。

Rp：

氨茶碱片　0.1 g×20 片

用法：0.1 g，每日 3 次，口服。

普萘洛尔片　10 mg×20 片

用法：10 mg，每日 3 次，口服。

【分析】该处方不合理。原因：普萘洛尔为非选择性 β 受体阻断药，可阻断 β_2 受体，引起支气管平滑肌收缩，诱发哮喘发生，故支气管哮喘患者应禁用普萘洛尔。

11. 医生给心力衰竭、肾功能不全、尿少合并泌尿系统感染的患者开具了下列处方，请分析该处方是否合理，并说明理由。

Rp:

硫酸庆大霉素注射液　8万U×6支

用法：16万U，每日1次，肌内注射。

呋塞米注射液　20 mg

0.9%氯化钠注射液　100 mL ｜×3

用法：每日1次，静脉滴注。

【分析】该处方不合理。原因：庆大霉素为氨基糖苷类抗生素，与高效利尿药呋塞米联用能增加耳毒性，可致严重的暂时性或永久性耳聋，故二者不可联用。

12. 患者，女，70岁，有慢性支气管炎病史5年，本次因着凉，病情加重4天，咳嗽、胸闷、痰多、喘息、夜晚不能入睡而入院。查体：体温37.5 ℃，白细胞计数 $11 \times 10^9/L$，听诊两肺上部可闻及哮鸣音，诊断为慢性支气管炎急性发作。医生为其开的处方如下，请分析是否合理，并说明理由。

Rp:

阿莫西林胶囊　0.25 g×20粒

用法：0.5 g，每日3次，口服。

氨茶碱片　0.2 g×10片

用法：0.2 g，每日3次，口服。

盐酸溴己新片 8 mg×20片

用法：16 mg，每日3次，口服。

【分析】此处方属合理用药，原因为慢性支气管炎急性发作需要做好以下三点。①控制感染：应根据致病菌的性质及药物敏感程度选择抗菌药，轻者可口服或肌内注射抗生素，重者可静脉注射抗菌谱较广的药物。②祛痰止咳：选择乙酰半胱氨酸、溴己新或中药，痰液黏稠者可雾化吸入。③解痉平喘：选用氨茶碱、沙丁胺醇、异丙阿托品等平喘药均可。

13. 患者，女，50岁，经临床诊断为甲状腺功能亢进。医生为其开了如下处方，请分析处方是否合理，并说明理由。

Rp:

普萘洛尔片 10 mg×30片

用法：10 mg，每日3次，口服。

地西泮片 5 mg×10片

用法：5 mg，睡前服。

丙硫氧嘧啶片 0.1 g×30片

用法：0.1 g，每日3次，口服。

【分析】该处方合理。原因：①丙硫氧嘧啶可抑制甲状腺激素的合成，还可抑制 T_4 转变为 T_3。②普萘洛尔可阻断心脏β受体，改善患者的甲状腺功能亢进症状。③地西泮可缓解精神紧张和改善睡眠。

14. 患者，男，43 岁，为预防血栓，服用华法林钠，因发热，医生又为其开了阿司匹林。请问此处方是否合理，并说明理由。

Rp：

华法林钠片　5 mg×30 片

用法：5 mg，每日 3 次，口服。

阿司匹林片　0.5 g×10 片

用法：0.5 g，每日 3 次，口服。

【分析】该处方不合理。原因：①阿司匹林能将与血浆蛋白高度结合的华法林置换出来，导致血浆中游离性华法林浓度升高。②阿司匹林本身有抗血小板聚集作用，两药合用，抗凝作用增强，有可能导致自发性出血。

15. 患者，男，47 岁，患消化性溃疡 3 年余，时轻时重，每当发作严重时就服用奥美拉唑，服药后症状消失，停药后就会复发，近半个月来因无明显诱因而病情加重，前来就诊。诊断：消化性溃疡。医生为其开具的处方如下，请分析是否为合理用药，并说明理由。

Rp：

奥美拉唑胶囊　20 mg×7 粒

用法：20 mg，每日 1 次，口服。

阿莫西林胶囊　0.25 g×40 粒

用法：0.5 g，每日 3 次，口服。

【分析】此处方属合理用药。原因：治疗消化性溃疡重症时，如单用一种抗生素，则疗效一般不理想，症状虽缓解明显，但易复发；若配伍抑酸剂，不但可以提高消化性溃疡的疗效，而且还可降低其复发率；如果再配伍胃黏膜保护药，则疗效会更好。

16. 一位慢性心功能不全的患者因食用海产品而诱发了荨麻疹，医生为其开了下列处方。请分析此处方是否合理，并说明理由。

Rp：

地高辛片　0.25 mg×10 片

用法：0.25 mg，每日 1 次，口服。

10% 葡萄糖酸钙注射液　10 mL

25% 葡萄糖注射液　20 mL　$\Big/ \times 1$

用法：混合缓慢静脉注射，立即。

马来酸氯苯那敏片　4 mg×10 片

用法：4 mg，每日 3 次，口服。

【分析】此处方不合理。原因：①地高辛能增加心肌细胞内 Ca^{2+} 浓度，然后通过 Ca^{2+} 的兴奋－收缩偶联作用而加强心肌收缩力；葡萄糖酸钙含 Ca^{2+}，与地高辛合用时，可使心肌细胞内 Ca^{2+} 浓度明显升高，使心肌收缩过程明显增强，肌张力也明显增高，甚至可致心肌收缩期停搏。②地高辛和钙剂均可提高心肌的自律性，合用时更易致快速型心律失常，如快速静脉注射钙剂，甚至可引起死亡。

17. 患者，女，19岁，发热1天，体温39.3 ℃，头痛，两侧扁桃体肿大，有脓苔，诊断为化脓性扁桃体炎。医生给患者开了下列处方，请分析处方是否合理，并说明理由。

Rp：

注射用青霉素钠　80万U×6支

用法：皮试后80万U，每日2次，肌内注射。

对乙酰氨基酚片　0.5 g×9片

用法：0.5 g，每日3次，口服。

【分析】此处方合理。原因：化脓性扁桃体炎多由革兰氏阳性球菌感染所致，首选青霉素治疗。对乙酰氨基酚为常用解热镇痛药，可用于解除高热、头痛等症状。

18. 患者，女，30岁，本次因发热、咽喉疼痛、咳嗽，被诊断为上呼吸道感染。医生为其开具了如下处方，请分析处方是否合理，并说明理由。

Rp：

复方新诺明片　0.48 g×20片

用法：0.48 g，每日2次，首剂0.96 g，口服。

碳酸氢钠片　0.5 g×20片

用法：0.5 g，每日2次，首剂1 g，口服。

【分析】此处方合理。原因：复方新诺明是由磺胺甲噁唑（SMZ）和甲氧苄啶（TMP）组成的复方制剂，其中SMZ及其乙酰化产物溶解度低，尿中浓度高，易析出结晶而损害肾脏，若尿液呈酸性时，其溶解度会进一步下降，加重肾损害，如同时服用碳酸氢钠，则可碱化尿液，增加SMZ及其乙酰化产物的溶解度，防止SMZ及其乙酰化产物因结晶而损害肾脏。

19. 患者，女，26岁，因低热、盗汗、咳嗽1年入院，诊断为肺结核。医生开具的处方如下，试分析是否合理，并说明理由。

Rp：

异烟肼片　100 mg×50片

用法：100 mg，每日3次，口服。

利福平片　0.3 mg×100片

用法：0.6 mg，空腹顿服。

吡嗪酰胺片　250 mg×100片

用法：500 mg，每日3次，口服。

【分析】该处方基本合理。原因：①结核病的治疗原则是早期用药、联合用药、足量用药、规律用药、全程督导用药。②选用异烟肼、利福平、吡嗪酰胺三个一线药物联合使用，可避免各药单用时易致耐药性产生的缺陷。③若在服用方法上异烟肼采用每日量一次顿服，并加服维生素 B_6，效果会更好，可增强疗效，减少神经炎等不良反应的发生。

20. 患者，男，38 岁，患新型隐球菌性脑膜炎。医生为其开了如下处方，请分析是否合理，并说明理由。

Rp：

注射用两性霉素 B　50 mg ⎱
5% 葡萄糖注射液　500 mL ⎰ ×3

用法：每日 1 次，静脉滴注。

氟胞嘧啶片　0.5 g×20 片

用法：每次 1 g，每日 4 次，口服。

【分析】该处方合理。原因：①两性霉素 B 是治疗深部真菌感染的首选药物，氟胞嘧啶是人工合成的广谱抗真菌药，易透过血脑屏障，对新型隐球菌性脑膜炎疗效较好。②两药单用，易产生耐药性；两药合用，则可增强疗效，减少药物剂量，并可减少不良反应，延缓耐药性的产生。

【思考题】

1. 患者，女，29 岁，正常分娩后阴道出血不止，诊断为产后大出血。医生为其开了如下处方进行处理，试分析是否合理，并说明理由。

Rp：

缩宫素注射液　10 U×1 支

用法：10 U，立即肌内注射。

麦角新碱注射液　0.2 mg×1 支

用法：0.2 mg，立即肌内注射。

缩宫素注射液　10 U ⎱
10% 葡萄糖注射液　500 mL ⎰ ×1

用法：静脉滴注。

2. 患者，男，50 岁，近日来感觉无力、心慌。查体：体型肥胖，血糖升高。诊断：2 型糖尿病（肥胖型）。医生为其开了如下处方，试分析是否合理，并说明理由。

Rp：

格列齐特片　80 mg×60 片

用法：80 mg，每日 2 次，餐前 30 分钟口服。

3. 患者，男，38 岁，患缺铁性贫血，近期又出现尿路感染。医生为其开了如下处方，请分析处方是否合理，并说明理由。

Rp：

盐酸四环素片　0.25 g×24 片

用法：0.25 g，每日4次，口服。

硫酸亚铁片　0.3 g×18片

用法：0.3 g，每日3次，口服。

维生素C片　0.1 g×18片

用法：0.1 g，每日3次，口服。

4. 医生为一位哮喘患者开了如下处方，试分析处方是否合理，并说明理由。

Rp：

盐酸麻黄碱片　15 mg×42片

用法：每次2片，每日3次，口服。

盐酸苯海拉明片　25 mg×42片

用法：每次2片，每日3次，口服。

5. 患者，女，70岁，有多年帕金森病病史，近日来出现食欲不振，伴有恶心、呕吐症状。医生为其开了如下处方，试分析是否合理，并说明理由。

Rp：

左旋多巴片　0.25 g×100片

用法：每次0.25 g，每日3次，口服。

维生素B_6片　10 mg×30片

用法：每次20 mg，每日3次，口服。

6. 患者，男，62岁，因劳累后反复发作胸骨后压榨性疼痛3个月就诊。医生诊断其为心绞痛，并开了如下处方，试分析处方是否合理，并说明理由。

Rp：

硝酸甘油片　0.5 mg×30片

用法：每次0.5 mg，舌下含服。

普萘洛尔片　10 mg×30片

用法：每次10 mg，每日3次，口服。

7. 患者，男，39岁，胃溃疡患者。医生为其开了如下处方，试分析是否合理，并说明理由。

Rp：

雷尼替丁片　0.15 g×50片

用法：每次0.15 g，每日2次，早、晚饭后口服。

硫糖铝片　0.25 g×100片

用法：每次1.0 g，每日4次，饭后2小时口服。

8. 一位烧伤并发铜绿假单胞菌感染的患者，医生为其开了如下处方，请分析处方是否合理，并说明理由。

Rp：

硫酸庆大霉素注射液　4万U×12支

用法：每次 12 万 U，每日 2 次，肌内注射。

硫酸妥布霉素注射液　40 mg×18 支

用法：每次 80 mg，每日 3 次，肌内注射。

诺氟沙星胶囊　0.1 g×18 粒

用法：每次 0.2 g，每日 3 次，口服。

9. 患者，女，40 岁，诊断为心内膜炎，对青霉素过敏。医生为其开具了如下处方，试分析用药是否合理，并说明理由。

Rp：

红霉素片　0.1 g×36 片

用法：每次 0.2 g，每日 3 次，口服。

林可霉素注射液　0.6 g×6 支

用法：每次 0.6 g，每日 2 次，肌内注射。

10. 一位患有肺部感染的患者发热数日，并发生了代谢性酸中毒，医生为其开了如下处方，试分析用药是否合理，并说明理由。

Rp：

注射用青霉素钠　800 万 U

5% 碳酸氢钠注射液　100 mL ｜×2

10% 葡萄糖注射液　250 mL

用法：静脉滴注，每日 1 次。

（赵　晋）

下 篇
习 题

第一章　绪　论

1. 药理学研究的内容是
    A. 药物对机体的作用
    C. 机体对药物作用的影响
    E. 药物与机体之间的相互作用规律
    B. 药物作用的机制
    D. 影响药物疗效的因素

2. 药物的定义是
    A. 能影响机体生理功能的物质
    C. 用于防治、诊断疾病的物质
    E. 一种化学物质
    B. 具有营养、保健作用的物质
    D. 能干扰细胞代谢的物质

[B 型题]

（3～5 题共用备选答案）

    A. 药理学　　　B. 药动学　　　C. 毒理学　　　D. 药效学　　　E. 生药学

3. 研究药物对机体的作用及其机制的是
4. 研究药物与机体相互作用规律的是
5. 研究机体对药物作用影响的是

（雷　娜）

第二章 药物效应动力学

[A 型题]

1. 出现药物副作用是因为
   - A. 用药量过大
   - B. 用药时间过长
   - C. 毒物产生的药理作用
   - D. 在治疗量下产生的与治疗目的无关的作用
   - E. 产生变态反应

2. 为了维持药物的良好疗效，应
   - A. 增加给药次数
   - B. 减少给药次数
   - C. 增加药物剂量
   - D. 首剂加倍
   - E. 根据半衰期确定给药间隔时间

3. 某药在多次应用治疗量后疗效逐渐下降，可能是患者产生了
   - A. 耐受性
   - B. 抗药性
   - C. 过敏性
   - D. 快速耐受性
   - E. 快速抗药性

4. 药物的常用量是指
   - A. 最小有效量与极量之间的量
   - B. 最小有效量与最小中毒量之间的量
   - C. 最小有效量与最小致死量之间的量
   - D. 治疗量
   - E. 以上均不是

5. 肝功能不全的患者用主要经肝脏代谢的药时需着重注意
   - A. 个体差异
   - B. 高敏性
   - C. 过敏性
   - D. 选择性
   - E. 酌情减少剂量

6. 药物的内在活性（效应力）是指
   - A. 药物的脂溶性高低
   - B. 药物对受体的亲和力大小
   - C. 药物的水溶性大小
   - D. 受体激动时的反应强度
   - E. 药物穿透生物膜的能力

[B 型题]

（7～9 题共用备选答案）
   - A. 药物安全度的量度
   - B. 最小有效量和最小中毒量之间的距离
   - C. 用药的分量
   - D. 疗效显著而不良反应较小或不明显的剂量
   - E. 剂量过大，开始出现中毒症状的剂量

7. 常用量为

8. 安全范围为

9. 最小中毒量为

（10～12题共用备选答案）

    A. 用药时间过长或剂量过大所引起的机体损害性反应

    B. 用治疗量给药时，机体出现了与治疗目的无关的作用

    C. 有些药物在某些患者身上可能作为半抗原与组织蛋白等大分子结合为完全抗原后引起的反应

    D. 突然停药后原有疾病症状的加重

    E. 停药后血药浓度已降至有效浓度以下的残存药理效应

10. 副作用为

11. 变态反应为

12. 停药反应为

（13～15题共用备选答案）

    A. 对受体有亲和力，而无内在活性   B. 对受体有亲和力，又有内在活性

    C. 对受体无亲和力，又无内在活性   D. 对受体无亲和力，有内在活性

    E. 对受体有亲和力，而内在活性较弱

13. 激动剂

14. 部分激动剂

15. 拮抗剂

（雷　娜）

第三章 药物代谢动力学

[A 型题]

1. 对某药有过敏史的患者，再次使用该药时应

   A. 减少剂量

   B. 因距上次用药时间较长，可不必考虑其过敏反应的发生

   C. 改用该药进口产品

   D. 从小剂量试用

   E. 进行过敏试验后再行决定

2. 一级动力学消除的药物，按一定间隔时间连续给一定剂量，其达到坪值的时间是

   A. $1t_{1/2}$ B. $3t_{1/2}$ C. $5t_{1/2}$ D. $7t_{1/2}$ E. $10t_{1/2}$

3. 血药浓度达到坪值时意味着

   A. 药物的吸收过程又重复   B. 药物的分布过程又重复

   C. 药物的作用最强   D. 药物的吸收速度与消除速度达到平衡

   E. 药物的消除过程已开始

4. 血浆半衰期对临床用药的参考价值是

   A. 决定用药剂量   B. 决定给药间隔

   C. 选用药物剂型   D. 决定给药途径

   E. 估计药物安全性

5. 与药物吸收无关的是

   A. 给药途径   B. 蛋白结合率   C. 首过消除

   D. 药物的剂型   E. 药物理化性质

6. 生物利用度是指

   A. 药物通过胃肠进入门脉循环中的程度

   B. 药物吸收进入体内到作用部位的程度

   C. 药物吸收进入体内的相对速度

   D. 血管外给药后，药物被机体吸收利用的程度

   E. 血管内给药后，药物被机体吸收利用的程度

7. 药物血浆半衰期是指

   A. 药物的有效血药浓度下降一半所需时间

   B. 体内的血药浓度下降一半所需时间

   C. 药物的稳态血药浓度下降一半所需时间

   D. 药物的组织浓度下降一半所需时间

   E. 药物的生物效应下降一半所需时间

8. 药物首过效应可发生于

    A. 灌肠时   B. 舌下给药时   C. 口服时

    D. 肌内注射时   E. 吸入给药时

[B 型题]

(9~11 题共用备选答案)

    A. 长期用药，需逐渐增加剂量，才可能保持药效不减

    B. 用药一段时间后，患者对药物产生精神依赖，中断用药时出现主观上的不适

    C. 药物引起的反应与个体体质有关，而与用药剂量无关

    D. 长期用药，产生生理上的依赖，停药后出现戒断症状

    E. 等量药物引起和一般患者相似但强度更高的药理效应或毒性

9. 高敏性是指

10. 变态反应是指

11. 耐受性是指

(12~13 题共用备选答案)

    A. 局部注射   B. 肌内注射   C. 口服   D. 静脉注射   E. 外敷

12. 最常用的给药途径是

13. 紧急救治应采用的给药方式是

[X 型题]

14. 舌下给药的特点是

    A. 可避免首过效应   B. 可避免胃酸破坏

    C. 可避免肝肠循环   D. 吸收极慢

    E. 吸收比口服快

15. 影响药物简单扩散的跨膜转运因素有

    A. 药物分子量的大小   B. 药物解离度的高低

    C. 药物脂溶性的高低   D. 药物载体

    E. 生物膜两侧的药物浓度差

（雷　娜）

第四章　影响药物作用的因素

[A 型题]

1. 药物滥用是指

　　A. 医生用药不当　　　　　　　　　　B. 大量长期使用药物

　　C. 药物适应证掌握不够　　　　　　　D. 药物剂量使用不当

　　E. 无病情需要长期自我用药

2. 药物个体差异的常见原因之一是

　　A. 药物本身的效价　　　　　　　　　B. 药物本身的效能

　　C. 患者的药酶活性的高低　　　　　　D. 药物的化学结构

　　E. 药物的分子量大小

3. 下列哪种酶缺乏通常与遗传因素有关

　　A. 6 - 磷酸葡萄糖脱氢酶　　　　　　B. 胆碱酯酶

　　C. 单胺氧化酶　　　　　　　　　　　D. 谷丙转氨酶

　　E. 儿茶酚胺氧位甲基转移酶

4. 老年人用药剂量一般

　　A. 与成人剂量相同　　　　　　　　　B. 为成人剂量的 3/4

　　C. 稍大于成人剂量　　　　　　　　　D. 为成人剂量的一半

　　E. 与幼儿剂量相似

5. 安慰剂是

　　A. 治疗用主药　　　　　　　　　　　B. 治疗用辅助药

　　C. 不含活性药物的制剂　　　　　　　D. 色香味均佳，患者喜欢的药剂

　　E. 作为临床标准对照的药剂

[X 型题]

6. 影响药物作用的本身因素有

　　A. 药物的剂型　　　　　　　　　　　B. 药物的剂量

　　C. 药物的生物利用度　　　　　　　　D. 药物的批号

　　E. 药物的有效期是否已过

7. 直肠给药与口服给药相比，其优点是

　　A. 适用于昏迷、惊厥患者　　　　B. 无首过效应

　　C. 用量比口服大　　　　　　　　D. 适用于口服对胃肠刺激性较大的患者

　　E. 不经门脉吸收，快而完全

8. 两种药物联合应用的目的是

　　A. 增强疗效　　　　　　　　　　　B. 改变遗传异常

C. 减少不良反应　　　　　　　　　　　D. 减少单味药的用药量

E. 减少耐药性的发生

（雷　娜）

第五章　传出神经系统药物概论

[A 型题]

1. 下列哪一种神经是去甲肾上腺素能神经
    A. 副交感神经节前纤维
    B. 交感神经节前纤维
    C. 副交感神经节后纤维
    D. 大多数交感神经节后纤维
    E. 所有的交感神经节后纤维

2. 骨骼肌舒血管神经支配的受体是
    A. β_2受体
    B. N_1受体
    C. N_2受体
    D. N 受体
    E. β_1受体

3. β_1受体分布于
    A. 心脏
    B. 支气管和血管平滑肌
    C. 胃肠道括约肌
    D. 瞳孔开大肌
    E. 皮肤

4. 神经末梢释放到突触间隙的 NA 的主要消除方式是
    A. 被单胺氧化酶代谢
    B. 突触前膜将其再摄取入神经末梢内
    C. 被儿茶酚胺氧位甲基转移酶代谢
    D. 经肝脏代谢灭活
    E. 经肾脏直接排泄

5. 下列描述正确的是
    A. 交感神经节后纤维都是去甲肾上腺素能神经
    B. 神经末梢释放的 NA 主要消除途径是神经末梢再摄取
    C. 支气管平滑肌 β_2受体兴奋时，支气管扩张
    D. 神经节上的受体是 N_2受体
    E. 皮肤黏膜血管上分布的肾上腺素受体是 α、β 受体

6. N_2受体主要分布于
    A. 骨骼肌的运动终板上
    B. 交感神经节
    C. 副交感神经节
    D. 自主神经节
    E. 副交感神经节后纤维所支配的效应器上

7. 神经递质 NA 合成的顺序是
    A. 多巴胺—多巴—NA—AD
    B. 酪氨酸—酪氨—多巴胺—AD
    C. 酪氨酸—多巴胺—AD—NA
    D. 酪氨酸—多巴—多巴胺—NA
    E. 酪氨酸—多巴胺—多巴—NA

8. M 受体兴奋的表现无下列哪项
    A. 胃肠平滑肌收缩
    B. 血管扩张
    C. 腺体分泌减少
    D. 瞳孔缩小

E. 心率减慢

9. 激动突触前膜的 α 受体可引起

   A. 瞳孔扩大   B. 血压升高

   C. 肾上腺素释放增加   D. 去甲肾上腺素释放减少

   E. 支气管平滑肌收缩

10. 某受体激动后可引起支气管平滑肌松弛，此受体为

   A. α 受体   B. β_1 受体   C. β_2 受体   D. M 受体   E. N 受体

（朱玉泉）

第六章　胆碱受体激动药

[A 型题]

1. 毛果芸香碱对眼睛的作用是
   A. 缩瞳、升高眼内压、调节痉挛　　　　B. 扩瞳、升高眼内压、调节痉挛
   C. 缩瞳、降低眼内压、调节痉挛　　　　D. 缩瞳、降低眼内压、调节麻痹
   E. 缩瞳、升高眼内压、调节麻痹

2. 新斯的明可用于治疗
   A. 青光眼　　　　　　　　　　　　　　B. 重症肌无力
   C. 阵发性室上性心动过速　　　　　　　D. A + B + C
   E. B + C

3. 治疗手术后肠麻痹的首选药是
   A. 毒扁豆碱　　　　　B. 阿托品　　　　　　　　　C. 毛果芸香碱
   D. 新斯的明　　　　　E. 654 - 2

4. 新斯的明对下列哪一效应器兴奋作用最强
   A. 心脏　　　B. 腺体　　　C. 眼睛　　　D. 骨骼肌　　　E. 平滑肌

5. 毛果芸香碱的缩瞳机制是作用于
   A. 骨骼肌运动终板上　　　　　　　　　B. 交感神经节
   C. 副交感神经节　　　　　　　　　　　D. 自主神经节
   E. 副交感神经节后纤维所支配的效应器上

6. 下列哪种效应是通过激动 M 胆碱受体实现的
   A. 膀胱括约肌收缩　　　　　　　　　　B. 骨骼肌收缩
   C. 瞳孔开大肌收缩　　　　　　　　　　D. 唾液腺分泌
   E. 睫状肌舒张

7. 毒扁豆碱滴眼后瞳孔缩小的机制是
   A. 兴奋瞳孔括约肌上的 N_2 受体　　　B. 阻断瞳孔括约肌上的 N_2 受体
   C. 兴奋瞳孔括约肌上的 M 受体　　　　　D. 阻断瞳孔括约肌上的 M 受体
   E. 抑制 AChE

8. 下列哪项不属于新斯的明的用途
   A. 阵发性室上性心动过速　　　　　　　B. 手术后腹胀和尿潴留
   C. 中毒性休克　　　　　　　　　　　　D. 重症肌无力
   E. 非去极化型肌松药中毒

9. 胆碱酯酶抑制药不用于下列哪种情况
   A. 青光眼　　　　　　　　　　　　　　B. 重症肌无力

C. 手术后腹胀

D. 阿托品中毒

E. 琥珀胆碱中毒

10. 新斯的明的药理作用是

A. 激活 AChE

B. 激活 M 受体

C. 抑制 AChE

D. 阻断 M 受体

E. 兴奋 α 受体

[X 型题]

11. 下列哪些效应是通过激动 M 受体实现的

A. 心率减慢

B. 胃肠道平滑肌收缩

C. 瞳孔括约肌收缩

D. 支气管平滑肌收缩

E. 冠状动脉扩张

12. 新斯的明对骨骼肌作用强大的原因是其

A. 直接兴奋 N_1 受体

B. 直接兴奋 N_2 受体

C. 抑制胆碱酯酶

D. 促进运动神经末梢释放 ACh

E. 提高 N_2 受体对 ACh 的敏感性

13. 新斯的明可用于治疗

A. 阵发性室上性心动过速

B. 重症肌无力

C. 手术后腹胀或尿潴留

D. M 胆碱受体阻断药中毒

E. 机械性肠梗阻所致的腹胀

14. 抗胆碱酯酶药包括

A. 毛果芸香碱

B. 新斯的明

C. 毒扁豆碱

D. 吡斯的明

E. 依酚氯铵

15. 下列哪些是拟胆碱药

A. 毒扁豆碱

B. 吡斯的明

C. 依酚氯铵

D. 匹鲁卡品

E. 山莨菪碱

（王仕宝）

第七章　胆碱受体阻断药

[A 型题]

1. 不属于 M 受体阻断药的是

　　A. 阿托品　　　B. 东莨菪碱　　　C. 山莨菪碱　　　D. 普鲁本辛　　　E. 酚妥拉明

2. 阿托品对眼睛的作用是

　　A. 扩瞳、降低眼内压、调节痉挛　　　　B. 缩瞳、降低眼内压、调节痉挛

　　C. 缩瞳、升高眼内压、调节麻痹　　　　D. 扩瞳、降低眼内压、调节麻痹

　　E. 扩瞳、升高眼内压、调节麻痹

3. 筒箭毒碱中毒的抢救宜选用

　　A. 阿托品　　　　　　　　B. 新斯的明　　　　　　　　C. 毛果芸香碱

　　D. 毒扁豆碱　　　　　　　E. 东莨菪碱

4. 琥珀胆碱松弛骨骼肌的主要机制是

　　A. 抑制脊髓 γ 运动神经元

　　B. 抑制中枢多突触反射

　　C. 与 ACh 竞争运动终板膜上的 N_2 受体

　　D. 减少运动神经末梢 ACh 的释放

　　E. 使运动终板膜产生持久的去极化

5. 防晕止吐常用

　　A. 山莨菪碱　　　　　　　B. 阿托品　　　　　　　　C. 东莨菪碱

　　D. 后马托品　　　　　　　E. 普鲁本辛

6. 可治疗内脏绞痛的药物是

　　A. 新斯的明　　　　　　　B. 山莨菪碱　　　　　　　C. 毛果芸香碱

　　D. 解磷定　　　　　　　　E. 肾上腺素

7. 东莨菪碱不宜用于

　　A. 麻醉前给药　　　　　　B. 抗震颤麻痹症　　　　　　C. 防晕动病

　　D. 重症肌无力　　　　　　E. 急性眩晕

8. 关于山莨菪碱，错误的叙述是

　　A. 其人工合成品称 654 - 2　　　　　　B. 其可解除胃肠平滑肌痉挛

　　C. 其可解除血管痉挛，改善微循环　　　D. 其具有较强的中枢抗胆碱作用

　　E. 其可阻断 M 受体

9. 目前用于治疗感染（中毒）性休克且副作用较低的药物是

　　A. 山莨菪碱　　　　　　　B. 东莨菪碱　　　　　　　C. 阿托品

　　D. 异丙肾上腺素　　　　　E. 去甲肾上腺素

10. 具有中枢抑制作用的 M 受体阻断药是

    A. 阿托品   B. 山莨菪碱   C. 东莨菪碱

    D. 毒扁豆碱   E. 新斯的明

11. 阿托品可用于

    A. 缓解内脏绞痛，治疗快速型心律失常   B. 治疗流涎症和青光眼

    C. 中毒性休克与有机磷酸酯类中毒的抢救   D. C + A

    E. C + B

12. 除极化型肌松药不具备下列哪项特点

    A. 药后常见短暂肌颤   B. 过量致呼吸肌麻痹

    C. 新斯的明能解除其中毒症状   D. 治疗量无神经节阻断作用

    E. 连续用药可产生快速耐受性

[X 型题]

13. 阿托品临床可用于

    A. 平滑肌痉挛性绞痛   B. 快速型心律失常

    C. 有机磷酸酯类中毒   D. 麻醉前给药

    E. 抗休克

14. 阿托品常见的副作用有

    A. 口干   B. 心悸   C. 多汗

    D. 体位性低血压   E. 视远物模糊

（王青青）

第八章 肾上腺素受体激动药

[A 型题]

1. 去甲肾上腺素减慢心率是由于
   A. 抑制心脏传导
   B. 降低外周阻力
   C. 直接的负性频率作用
   D. 血压升高引起的继发性效应
   E. 抑制心血管中枢的初步调节

2. 为了延长局麻药的作用时间，减少其因吸收而引起中毒，常在局麻药中加入适量
   A. 肾上腺素
   B. 去甲肾上腺素
   C. 麻黄碱
   D. 异丙肾上腺素
   E. 以上均不宜

3. 禁止用于皮下和肌内注射的拟肾上腺素药物是
   A. 肾上腺素
   B. 间羟胺
   C. 去甲肾上腺素
   D. 麻黄碱
   E. 去氧肾上腺素

4. 能促进神经末梢递质释放，对中枢有兴奋作用的拟肾上腺素药是
   A. 异丙肾上腺素
   B. 肾上腺素
   C. 多巴胺
   D. 麻黄碱
   E. 去甲肾上腺素

5. 下面不是肾上腺素禁忌证的是
   A. 甲状腺功能亢进
   B. 高血压
   C. 糖尿病
   D. 支气管哮喘
   E. 心源性哮喘

6. 用于房室传导阻滞的药物是
   A. 肾上腺素
   B. 去甲肾上腺素
   C. 异丙肾上腺素
   D. 间羟胺
   E. 普萘洛尔

7. 过敏性休克的首选药物是
   A. 间羟胺
   B. 去甲肾上腺素
   C. 异丙肾上腺素
   D. 麻黄碱
   E. 肾上腺素

8. 下列哪种药物稀释后口服可使食管和胃内血管收缩，产生局部止血作用
   A. 肾上腺素
   B. 多巴胺
   C. 去甲肾上腺素
   D. 异丙肾上腺素
   E. 多巴酚丁胺

[B 型题]

（9～12 题共用备选答案）

    A. 心率减慢，血压升高

    B. 心率增快，脉压增大

    C. 收缩压、舒张压明显升高，脉压变小

    D. 增加收缩压、脉压，舒张肾血管

    E. 收缩压下降，舒张压上升

9. 小剂量静滴肾上腺素可引起

10. 小剂量静滴去甲肾上腺素可引起

11. 大剂量静滴去甲肾上腺素可引起

12. 治疗量静滴多巴胺可引起

[X 型题]

13. 肾上腺素治疗支气管哮喘的机制是

    A. 抑制肥大细胞释放过敏介质

    B. 激动 α 受体，收缩黏膜血管，减轻支气管黏膜水肿

    C. 激动 β 受体，扩张支气管，改善呼吸

    D. 作用快，可皮下或肌内注射给药

    E. 不良反应轻，可用于哮喘的预防

14. 异丙肾上腺素对心脏作用的特点包括

    A. 直接激动心脏 β 受体　　　　　　　B. 加强心肌收缩力，作用强大

    C. 较少引起心室颤动　　　　　　　　D. 使心输出量增加

    E. 对正位起搏点有显著兴奋作用

15. 去甲肾上腺素能神经兴奋可引起

    A. 心脏兴奋　　　　　　　　　　　　B. 皮肤、黏膜、血管收缩

    C. 支气管舒张　　　　　　　　　　　D. 脂肪、糖原分解

    E. 瞳孔扩大

（房　宇）

第九章　肾上腺素受体阻断药

[A 型题]

1. 血栓闭塞型脉管炎可选何药治疗
   A. 麻黄碱　　　　　　　B. 山莨菪碱　　　　　　　C. 酚妥拉明
   D. 异丙肾上腺素　　　　E. 多巴胺

2. 肾上腺素升压作用可被下列哪类药物所翻转
   A. M 受体阻断药　　　　　　　　　　B. N 受体阻断药
   C. β 受体阻断药　　　　　　　　　　D. α 受体阻断药
   E. α、β 受体阻断药

3. 下列哪个药物可对抗去甲肾上腺素导致的局部组织缺血性坏死
   A. 酚妥拉明　　　　　　B. 肾上腺素　　　　　　　C. 麻黄碱
   D. 普萘洛尔　　　　　　E. 多巴酚丁胺

4. 下列哪个药物是 α_1、α_2 受体阻断药
   A. 肾上腺素　　　　　　B. 普萘洛尔　　　　　　　C. 哌唑嗪
   D. 阿替洛尔　　　　　　E. 酚妥拉明

5. 既可阻断 α 受体，又可阻断 β 受体的药物是
   A. 拉贝洛尔　　　　　　B. 普萘洛尔　　　　　　　C. 酚妥拉明
   D. 噻吗洛尔　　　　　　E. 哌唑嗪

6. 酚妥拉明可能出现的不良反应是
   A. 失眠　　　　　　　　　　　　　　B. 直立性低血压
   C. 脑卒中　　　　　　　　　　　　　D. 局部组织坏死
   E. 哮喘

[B 型题]

(7～8 题共用备选答案)
   A. 酚妥拉明　　　　　　B. 普萘洛尔　　　　　　　C. 噻吗洛尔
   D. 拉贝洛尔　　　　　　E. 酚苄明

7. 可用于治疗青光眼的是

8. 可用于治疗前列腺增生的是

[X 型题]

9. 普萘洛尔可用于治疗
   A. 心绞痛　　　　　　　B. 心律失常　　　　　　　C. 高血压
   D. 心肌梗死　　　　　　E. 支气管哮喘

10. 酚妥拉明的适应证包括

    A. 外周血管痉挛性疾病   B. 支气管哮喘

    C. 外周阻力增高的休克   D. 心搏骤停

    E. 嗜铬细胞瘤的诊断

（杨　洁）

第十章　局麻药

[A 型题]

1. 属于脂类的局麻药是

    A. 普鲁卡因　　　　　　　　B. 利多卡因　　　　　　　　　C. 布比卡因

    D. 依替卡因　　　　　　　　E. 氯胺酮

2. 治疗量的局麻药发挥作用的机制是

    A. 阻断 Ca^{2+} 内流　　　　　　　　B. 阻断 Na^+ 内流

    C. 阻断 K^+ 内流　　　　　　　　D. 阻断 Cl^- 内流

    E. 降低静息膜电位

3. 麻醉前使用阿托品的目的是

    A. 增强骨骼肌松弛程度　　　　　　　　B. 减少呼吸道腺体分泌

    C. 加强镇痛效果　　　　　　　　D. 增强麻醉效果

    E. 延长麻醉作用的时间

4. 腰麻前使用麻黄碱的目的是

    A. 减少呼吸道腺体分泌　　　　　　　　B. 延长麻醉作用的时间

    C. 加强镇痛效果　　　　　　　　D. 增强麻醉效果

    E. 防止血压下降

5. 具有抗心律失常作用的局麻药是

    A. 普鲁卡因　　　　　　　　B. 利多卡因　　　　　　　　　C. 布比卡因

    D. 依替卡因　　　　　　　　E. 可卡因

[B 型题]

(6～7 题共用备选答案)

    A. 普鲁卡因　　　　　　　　B. 利多卡因　　　　　　　　　C. 丁卡因

    D. 布比卡因　　　　　　　　E. 依替卡因

6. 毒性最小的局麻药是

7. 不可用于浸润麻醉的是

[X 型题]

8. 有关普鲁卡因的叙述，正确的是

    A. 皮肤、黏膜穿透力弱　　　　　　　　B. 可引起过敏反应

    C. 不用于表面麻醉　　　　　　　　D. 主要用作浸润麻醉

    E. 与肾上腺素合用，可延长麻醉作用时间

9. 普鲁卡因可用于

    A. 浸润麻醉　　　　　　　　　　　　B. 表面麻醉

C. 传导麻醉   D. 蛛网膜下腔麻醉

E. 硬脊膜外麻醉

10. 阿替卡因溶液中常加少量肾上腺素的目的在于

A. 增强和延长局部麻醉作用   B. 防止血压增高

C. 减少吸收作用   D. 预防阿替卡因在组织中的分解

E. 防止局部组织坏死

11. 表面麻醉可采用

A. 普鲁卡因   B. 利多卡因   C. 丁卡因

D. 苯妥英钠   E. 肾上腺素

（杨　洁）

第十一章 镇静催眠药

[A 型题]

1. 苯二氮䓬类药物不具有的作用是

    A. 抗焦虑   B. 抗惊厥   C. 镇静催眠

    D. 麻醉   E. 以上均不是

2. 治疗癫痫持续状态的首选药是

    A. 地西泮静脉注射   B. 苯巴比妥静脉注射

    C. 硫喷妥钠静脉注射   D. 水合氯醛灌肠

    E. 以上均不是

3. 苯二氮䓬类药物急性中毒的特效拮抗药是

    A. 阿托品   B. 酚妥拉明   C. 氯解磷定

    D. 氟马西尼   E. 以上均不是

4. 解救巴比妥类药物急性中毒的错误用药是

    A. 高锰酸钾溶液洗胃   B. 硫酸镁导泻

    C. 静脉滴注呋塞米利尿   D. 静脉滴注碳酸氢钠碱化尿液

    E. 以上均不是

5. 下列何种药物不属于苯二氮䓬类

    A. 艾司唑   B. 地西泮   C. 水合氯醛

    D. 奥沙西泮   E. 氯氮䓬

6. 地西泮的作用机制是

    A. 不通过受体，直接抑制中枢

    B. 诱导生成一种新蛋白质而起作用

    C. 作用于苯二氮䓬受体，增加 GABA 与 GABA 受体的亲和力

    D. 作用于 GABA 受体，减弱 GABA 的中枢抑制作用

    E. 以上均不是

7. 下列关于水合氯醛的叙述，正确的是

    A. 对胃无刺激   B. 无成瘾性

    C. 不缩短快波睡眠   D. 无肝功能损害

    E. 安全范围大

8. 苯巴比妥急性中毒时为加速其从肾脏排泄，应采取的主要措施是

    A. 静滴碳酸氢钠   B. 静滴低分子右旋糖酐

    C. 静滴 10% 葡萄糖   D. 静滴大剂量维生素

    E. 静滴甘露醇

[X 型题]

9. 苯二氮䓬类药物的禁忌证包括

    A. 子痫   B. 癫痫   C. 青光眼

    D. 破伤风   E. 重症肌无力

10. 巴比妥类药物急性中毒的表现包括

    A. 昏迷   B. 呼吸抑制   C. 血压下降

    D. 体温降低   E. 反射消失

11. 苯二氮䓬类药物的临床应用包括

    A. 焦虑症   B. 麻醉前给药

    C. 小儿高热惊厥   D. 心脏电击复律前用药

    E. 内镜检查前用药

（王会鑫）

第十二章 抗癫痫药和抗惊厥药

[A 型题]

1. 青少年长期应用苯妥英钠最常见的不良反应是
   A. 血小板减少
   B. 淋巴结肿大
   C. 牙龈增生
   D. 复视
   E. 以上均不是

2. 仅对失神性发作疗效好而对其他类型癫痫无效的是
   A. 丙戊酸钠
   B. 氯硝西泮
   C. 硝西泮
   D. 乙琥胺
   E. 以上均不是

3. 硫酸镁中毒时，特异性的解救措施是
   A. 静脉注射碳酸氢钠
   B. 静脉注射新斯的明
   C. 静脉注射葡萄糖酸钙
   D. 静脉注射呋塞米
   E. 以上均不是

4. 癫痫持续状态的首选药物是
   A. 地西泮
   B. 苯妥英钠
   C. 乙琥胺
   D. 苯巴比妥
   E. 卡马西平

5. 对癫痫大发作、小发作和精神运动性发作均有较好疗效的是
   A. 苯妥英钠
   B. 苯巴比妥
   C. 卡马西平
   D. 乙琥胺
   E. 丙戊酸钠

6. 下列不属于苯妥英钠不良反应的是
   A. 嗜睡
   B. 牙龈增生
   C. 粒细胞减少
   D. 可致畸胎
   E. 共济失调

7. 患者，男，30 岁，刷牙时突然发生左侧面部电击样剧痛，临床诊断为三叉神经痛，最好选用下列何种药物治疗
   A. 阿司匹林
   B. 哌替啶
   C. 卡马西平
   D. 苯妥英钠
   E. 吲哚美辛

8. 卡马西平的作用不包括
   A. 抗癫痫
   B. 抗外周神经痛
   C. 抗狂躁
   D. 抗抑郁
   E. 抗惊厥

9. 苯巴比妥不宜用于
   A. 癫痫大发作
   B. 癫痫小发作
   C. 癫痫持续状态
   D. 精神运动性发作

E. 局限性发作

10. 能有效治疗癫痫大发作而又无催眠作用的药物是

    A. 安定   B. 苯巴比妥   C. 乙琥胺

    D. 苯妥英钠   E. 氯丙嗪

[X 型题]

11. 长期应用苯妥英钠应补充

    A. 叶酸   B. 铁剂   C. 亚叶酸钙

    D. 维生素 B_{12} E. 维生素 D

12. 既可抗癫痫，又可抗外周神经痛的是

    A. 苯妥英钠   B. 苯巴比妥   C. 乙琥胺

    D. 丙戊酸钠   E. 卡马西平

13. 注射硫酸镁可引起

    A. 中枢抑制   B. 骨骼肌松弛   C. 心脏抑制

    D. 血管舒张   E. 血压降低

（王会鑫）

第十三章 抗帕金森病药

[A 型题]

1. 卡比多巴与左旋多巴合用治疗帕金森病的意义是
    A. 减慢左旋多巴肾脏排泄，增强其疗效
    B. 卡比多巴直接激动多巴胺受体，增强左旋多巴疗效
    C. 提高脑内多巴胺再摄取，增强左旋多巴疗效
    D. 抑制多巴胺再摄取，增强左旋多巴疗效
    E. 卡比多巴能抑制左旋多巴脱羧成多巴胺，增加左旋多巴疗效

2. 氯丙嗪引起的帕金森综合征应选用以下何种药物治疗
    A. 左旋多巴　　　　　　B. 苯海索　　　　　　　C. 金刚烷胺
    D. 毒扁豆碱　　　　　　E. 丙戊酸钠

3. 禁止与左旋多巴合用的是
    A. 卡比多巴　　　　　　B. 多巴胺　　　　　　　C. 维生素 B_{12}
    D. 维生素 B_6　　　　　E. 维生素 B_1

4. 左旋多巴治疗帕金森病初期最常见的不良反应是
    A. "开 – 关" 现象　　　　　　　　B. 中枢兴奋
    C. 胃肠道反应　　　　　　　　　　D. 精神障碍
    E. 不自主异常运动

5. 可用于治疗肝性脑病的是
    A. 左旋多巴　　　　　　B. 罗匹尼罗　　　　　　C. 培高利特
    D. 普拉克索　　　　　　E. 以上均不是

6. 司来吉兰抗帕金森病的机制是
    A. 抑制外周多巴脱羧酶　　　　　　B. 抑制中枢单胺氧化酶 B
    C. 抑制中枢单胺氧化酶 A　　　　　D. 激动中枢多巴胺受体
    E. 以上都不是

7. 具有抗亚洲 A 型流感病毒作用的是
    A. 吡贝地尔　　　　　　B. 司来吉兰　　　　　　C. 金刚烷胺
    D. 苯扎托品　　　　　　E. 以上均不是

[X 型题]

8. 左旋多巴的不良反应包括
    A. 直立性低血压　　　　　　　　　B. 剂末现象
    C. "开 – 关" 现象　　　　　　　　D. 不自主异常运动
    E. 帕金森综合征

9. 能够使左旋多巴抗帕金森病的疗效提高、不良反应减少的是
    A. 苄丝肼　　　　　　　　B. 托卡朋　　　　　　　　C. 司来吉兰
    D. 氟哌啶醇　　　　　　　E. 卡比多巴

10. 单用时无抗帕金森病作用的是
    A. 卡比多巴　　　　　　　B. 苄丝肼　　　　　　　　C. 硝替卡朋
    D. 托卡朋　　　　　　　　E. 恩他卡朋

（王会鑫）

第十四章 抗精神失常药

[A 型题]

1. 氯丙嗪抗精神病的作用机制是

　　A. 阻断中脑－边缘系统通路中的 DA 受体

　　B. 阻断中脑－边缘系统通路和中脑－皮质通路中的 DA 受体

　　C. 阻断黑质－纹状体通路中的 DA 受体

　　D. 阻断结节－漏斗通路中的 DA 受体和黑质－纹状体通路中的 DA 受体

　　E. 阻断中脑－皮质通路中的 DA 受体

2. 碳酸锂主要用于治疗

　　A. 焦虑症　　　　　　　B. 精神分裂症　　　　　　C. 抑郁症

　　D. 躁狂症　　　　　　　E. 帕金森病

3. 氯丙嗪不宜用于哪种原因引起的呕吐

　　A. 癌症　　　　　　　　B. 尿毒症　　　　　　　　C. 放射病

　　D. 强心苷　　　　　　　E. 晕动病

4. 丙咪嗪抗抑郁症的作用机制是

　　A. 使脑内儿茶酚胺耗竭　　　　　　B. 使脑内单胺类递质减少

　　C. 使脑内 5－HT 缺乏　　　　　　　D. 抑制突触前膜 NA 和 5－HT 的再摄取

　　E. 抑制突触前膜 NA 的释放

5. 治疗氯丙嗪过量引起的低血压应选用

　　A. 肾上腺素　　　　　　　　　　　B. 去甲肾上腺素

　　C. 麻黄素　　　　　　　　　　　　D. 异丙肾上腺素

　　E. 多巴胺

6. 氯丙嗪翻转肾上腺素的升压作用是由于该药能

　　A. 兴奋 M 受体　　　　　　　　　　B. 兴奋 β 受体

　　C. 阻断 DA 受体　　　　　　　　　　D. 阻断 α 受体

　　E. 阻断 β 受体

7. 氟奋乃静的特点是

　　A. 抗精神病、镇静作用都较强　　　　B. 抗精神病、锥体外系反应都较弱

　　C. 抗精神病、降压作用都较强　　　　D. 抗精神病、锥体外系反应都较强

　　E. 抗精神病作用较强，锥体外系反应较弱

8. 久用氯丙嗪可引起锥体外系反应是因为

　　A. 阻断边缘系统 α 受体　　　　　　　B. 阻断黑质－纹状体的多巴胺受体

　　C. 阻断中枢胆碱受体　　　　　　　　D. 阻断网状结构的多巴胺受体

E. 以上均不对

9. 氯丙嗪影响体温调节的机制是

    A. 抑制内热原释放   B. 抑制体温调节中枢

    C. 阻断 α 受体   D. 阻断 M 受体

    E. 以上均不是

10. 几乎无锥体外系反应的是

    A. 三氯拉嗪   B. 氟哌噻吨   C. 氟哌啶醇

    D. 氯氮平   E. 以上均不是

[X 型题]

11. 碳酸锂的不良反应包括

    A. 直立性低血压   B. 恶心、呕吐

    C. 头晕、疲乏   D. 甲状腺肿大

    E. 粒细胞减少

12. 关于丙咪嗪的叙述，正确的是

    A. 属于三环类抗抑郁药   B. 对正常人呈现镇静作用

    C. 可使抑郁症患者情绪提高   D. 对伴有焦虑的抑郁症疗效显著

    E. 抗抑郁机制主要是阻断中枢神经末梢对 5 – HT 和 NA 的再摄取

13. 氯丙嗪的临床应用包括

    A. 低温麻醉   B. 人工冬眠疗法   C. 躁狂症

    D. 晕动病呕吐   E. 顽固性呃逆

14. 利培酮的用药特点包括

    A. 精神分裂症阳性   B. 精神分裂症阴性

    C. 剂量小、见效快   D. 锥体外系反应轻

    E. 治疗依从性优于其他抗精神病药

15. 氯丙嗪的药理作用包括

    A. 抗精神病   B. 抗惊厥

    C. 抑制呕吐中枢   D. 抑制体温调节中枢

    E. 增强中枢抑制药的作用

（王会鑫）

第十五章　镇痛药

[A 型题]

1. 胆绞痛应选用
    A. 吗啡　　　　　　　　　B. 哌替啶　　　　　　　　　C. 阿托品
    D. 哌替啶 + 阿托品　　　　E. 以上均不是

2. 吗啡镇痛作用的主要部位是
    A. 边缘系统　　　　　　　　　　　　B. 脑干网状结构上行激活系统
    C. 大脑皮质　　　　　　　　　　　　D. 第三脑室和导水管周围灰质
    E. 以上均不是

3. 广泛用于吗啡、海洛因成瘾者脱毒治疗的是
    A. 哌替啶　　　　　　　　B. 曲马多　　　　　　　　　C. 美沙酮
    D. 布桂嗪　　　　　　　　E. 以上均不是

4. 吗啡的作用机制是
    A. 阻断阿片受体　　　　　　　　　　B. 激动阿片受体
    C. 阻断 DA 受体　　　　　　　　　　D. 激动 GABA 受体
    E. 以上均不是

5. 吗啡的镇痛作用主要用于
    A. 急性锐痛　　　　　　　B. 慢性钝痛　　　　　　　　C. 胃肠绞痛
    D. 关节痛　　　　　　　　E. 以上均不是

6. 癌症疼痛应选择
    A. 可待因　　　　　　　　B. 阿司匹林　　　　　　　　C. 颅痛定
    D. 地西泮　　　　　　　　E. 哌替啶

7. 吗啡中毒的特效解救药是
    A. 美沙酮　　　　　　　　B. 可待因　　　　　　　　　C. 纳洛酮
    D. 芬太尼　　　　　　　　E. 以上均不是

[X 型题]

8. 吗啡急性中毒的症状包括
    A. 针尖样瞳孔　　　　　　　　　　　B. 呼吸深度抑制
    C. 昏迷　　　　　　　　　　　　　　D. 血压下降
    E. 剧烈腹泻

9. 吗啡可用于
    A. 外伤剧痛　　　　　　　　　　　　B. 分娩止痛
    C. 手术后疼痛　　　　　　　　　　　D. 恶性肿瘤疼痛

E. 心肌梗死疼痛

10. 哌替啶可用于

A. 慢性钝痛   B. 分娩止痛

C. 心源性哮喘   D. 麻醉前给药

E. 人工冬眠疗法

（王会鑫）

第十六章　解热镇痛抗炎药

[A 型题]

1. 解热镇痛药镇痛的机制是
   A. 抑制传入神经冲动的传导
   B. 抑制末梢痛觉感受器
   C. 激动中枢阿片受体
   D. 抑制 PG 的生物合成
   E. 阻断中枢 DA 受体

2. 无抗炎、抗风湿作用的药是
   A. 阿司匹林
   B. 醋氨酚
   C. 消炎痛
   D. 布洛芬
   E. 以上均不是

3. 既有解热镇痛，又有抗炎作用的药物是
   A. 吗啡
   B. 哌替啶
   C. 阿司匹林
   D. 氯丙嗪
   E. 以上均不是

4. 阿司匹林可防止血栓形成的机制是
   A. 抑制磷脂酶 A_2，使花生四烯酸减少
   B. 抑制环氧酶，使 TXA_2 减少
   C. 抑制环氧酶，使 PGI_2 减少
   D. 对抗前列腺素的作用
   E. 以上均不是

5. 阿司匹林不适用于
   A. 缓解关节痛
   B. 缓解胃肠绞痛
   C. 预防术后血栓形成
   D. 感冒引起的发热
   E. 预防心肌梗死

6. 不属于阿司匹林禁忌证的是
   A. 维生素 K 缺乏症
   B. 支气管哮喘
   C. 溃疡病
   D. 冠心病
   E. 低凝血酶原血症

7. 伴有消化性溃疡的发热患者宜选用
   A. 阿司匹林
   B. 吲哚美辛
   C. 双氯芬酸
   D. 对乙酰氨基酚
   E. 以上均不是

8. 阿司匹林大剂量长疗程用于治疗
   A. 发热
   B. 慢性钝痛
   C. 类风湿关节炎
   D. 心肌梗死
   E. 以上均不是

9. 治疗阿司匹林过量引起的水杨酸反应，最有效的措施是静脉滴注
   A. 生理盐水
   B. 碳酸氢钠
   C. 甘露醇

D. 呋塞米　　　　　　　　　　　E. 以上均不是

10. 阿司匹林预防血栓时应采用

A. 小剂量长疗程　　　　　　　　B. 大剂量短疗程

C. 小剂量短疗程　　　　　　　　D. 大剂量长疗程

E. 以上均不是

[X 型题]

11. 阿司匹林的禁忌证包括

A. 溃疡病　　　　　　　　　　　B. 冠心病

C. 支气管哮喘　　　　　　　　　D. 维生素 K 缺乏症

E. 低凝血酶原血症

12. 阿司匹林的不良反应包括

A. 胃肠道反应　　　　B. 凝血障碍　　　　　　　C. 过敏反应

D. 水杨酸反应　　　　E. 瑞 - 夷综合征

13. 尼美舒利的特点包括

A. 解热镇痛、抗炎　　　　　　　B. 对 COX - 2 选择性抑制作用强

C. 半衰期为 2 ~ 3 小时　　　　　D. 血浆蛋白结合率高达 99%

E. 口服吸收迅速而完全、生物利用度高

（王会鑫）

第十七章 中枢兴奋药

[A 型题]

1. 新生儿窒息应首选

    A. 山梗菜碱   B. 回苏灵   C. 氯酯醒

    D. 尼可刹米   E. 以上均不是

2. 与麦角胺配伍组成复方制剂治疗偏头痛的是

    A. 尼可刹米   B. 咖啡因   C. 哌甲酯

    D. 甲氯芬酯   E. 以上均不是

3. 吗啡急性中毒引起的呼吸抑制，首选的中枢兴奋药是

    A. 尼可刹米   B. 咖啡因   C. 哌甲酯

    D. 山梗菜碱   E. 以上均不是

4. 一氧化碳中毒引起的呼吸抑制，可选用

    A. 洛贝林   B. 尼可刹米   C. 二甲弗林

    D. 咖啡因   E. 氯酯醒

5. 尼可刹米临床常用的给药方法是

    A. 口服   B. 皮下注射

    C. 静脉单次给药   D. 静脉间歇给药

    E. 舌下含服

[X 型题]

6. 哌甲酯的临床应用包括

    A. 中枢性呼吸抑制   B. 轻度抑郁症

    C. 小儿遗尿症   D. 儿童多动综合征

    E. 发作性睡病

7. 既可直接兴奋延髓呼吸中枢，又可通过刺激颈动脉体和主动脉体化学感受器而反射性兴奋呼吸中枢的是

    A. 尼可刹米   B. 二甲弗林   C. 洛贝林

    D. 贝美格   E. 多沙普仑

（王会鑫）

第十八章 抗高血压药

[A 型题]

1. 能抑制转化酶活性，逆转心血管重构的降压药物是
    A. 卡托普利　　　　　　B. 哌替啶　　　　　　C. 尼群地平
    D. 甲基多巴　　　　　　E. 氢氯噻嗪

2. 治疗高血压危象的首选药是
    A. 可乐定　　　　　　　B. 拉贝洛尔　　　　　C. 硝苯地平
    D. 硝普钠　　　　　　　E. 尼群地平

3. 能反射性地引起心率加快、心肌收缩力加强的钙拮抗药是
    A. 维拉帕米　　　　　　B. 硝苯地平　　　　　C. 氨氯地平
    D. 尼群地平　　　　　　E. 尼莫地平

4. 对伴有溃疡病的高血压宜选用
    A. 利血平　　　　　　　B. 可乐定　　　　　　C. 卡托普利
    D. 硝苯地平　　　　　　E. 胍乙啶

5. 可引起"首剂现象"的降压药是
    A. 哌唑嗪　　　　　　　B. 硝普钠　　　　　　C. 卡托普利
    D. 尼群地平　　　　　　E. 氢氯噻嗪

6. 卡托普利突出的不良反应是
    A. 胃肠道症状　　　　　　　　　B. 体位性低血压
    C. 刺激性干咳　　　　　　　　　D. 血管神经性水肿
    E. 高血糖

7. 长期应用噻嗪类降压药的主要不良反应是
    A. 脱水　　　　　　　　　　　　B. 体位性低血压
    C. 嗜睡　　　　　　　　　　　　D. 高血糖、高血脂
    E. 高血钾

8. 用普萘洛尔降压，使用中需要注意
    A. 及时补钾　　　　　　　　　　B. 注意"首剂现象"
    C. 停药时应逐渐减量　　　　　　D. 及时补钙
    E. 可引起搏动性头痛

9. 患者，男，76 岁，因头晕、胸闷气短、夜间阵发性呼吸困难前来就诊，B 超示左心室心肌肥厚，心电图有心肌缺血的表现。最宜选用
    A. 硝苯地平　　　　　　B. 卡托普利　　　　　C. 氢氯噻嗪
    D. 肼屈嗪　　　　　　　E. 硝普钠

10. 患者，男，25 岁，因呼吸困难伴双下肢中度凹陷性水肿前来就诊，既往有慢性支气管炎、阻塞性肺气肿病史。查血钾为 3.2 mmol/L，为防止利尿排钾，应使用

    A. 氢氯噻嗪　　　　　　　B. 呋塞米　　　　　　　　　C. 螺内酯

    D. 依他尼酸　　　　　　　E. 甘露醇

[X 型题]

11. 合并糖尿病的高血压患者不宜用

    A. 钙通道阻滞药　　　　　　　　　　　B. 噻嗪类利尿药

    C. 血管紧张素转化酶抑制剂　　　　　　D. β 受体阻滞剂

    E. 硝普钠

12. 血管紧张素转化酶抑制剂治疗高血压的机制是

    A. 使血管紧张素 II 生成减少　　　　　B. 减少缓激肽降解

    C. 使醛固酮分泌减少　　　　　　　　　D. 逆转心、血管重构

    E. 抑制肾素分泌

[B 型题]

（13～16 题共用备选答案）

    A. 缬沙坦　　　　　　　　B. 氢氯噻嗪　　　　　　　　C. 依那普利

    D. 氨氯地平　　　　　　　E. 美托洛尔

13. 利尿降压药宜选用

14. 钙通道阻滞剂宜选用

15. β 受体阻滞剂宜选用

16. 血管紧张素 II 受体阻断剂宜选用

（17～19 题共用备选答案）

    A. 维拉帕米　　　　　　　B. 硝苯地平　　　　　　　　C. 尼莫地平

    D. 吗啡　　　　　　　　　E. 普萘洛尔

17. 伴支气管哮喘的高血压患者不宜选用

18. 伴慢性心功能不全的高血压患者宜选用

19. 伴脑血管痉挛的高血压患者宜选用

（赵　鹏）

第十九章 抗心绞痛药和调血脂药

[A 型题]

1. 用于稳定性心绞痛但可使心率加快，并使心绞痛加重的药物是

    A. 维拉帕米   B. 地尔硫䓬   C. 硝苯地平

    D. 氨氯地平   E. 普萘洛尔

2. 抗心绞痛药的作用机制主要是

    A. 减慢心率   B. 抑制心肌收缩力

    C. 减少心室容积   D. 降低心肌耗氧量及改善缺血区血供

    E. 降低外周阻力

3. 硝酸酯类用于变异型心绞痛的主要机制是

    A. 舒张冠状血管   B. 降低心肌耗氧量

    C. 降低心脏前负荷   D. 降低心脏后负荷

    E. 减慢心率

4. 下列不能用于变异型心绞痛的是

    A. 硝苯地平   B. 硝酸甘油

    C. β 受体阻断药   D. 维拉帕米

    E. 尼群地平

5. 硝酸甘油剂量过大可以引起

    A. 血压降低   B. 心率加快

    C. 心肌收缩力加强   D. 以上均是

    E. 以上均不是

6. 伴有心绞痛的高血压患者宜选用

    A. 肼屈嗪   B. 普萘洛尔   C. 硝酸甘油

    D. 哌唑嗪   E. 硝普钠

7. 治疗原发性高胆固醇血症应首选

    A. 吉非贝齐   B. 烟酸   C. 普罗布考

    D. 洛伐他汀   E. 烟酸肌醇酯

8. 能明显降低血浆甘油三酯的药物是

    A. 烟酸   B. 苯氧酸类   C. 洛伐他汀

    D. 抗氧化剂   E. 胆汁酸结合树脂

9. 某患者有冠心病病史 10 年，近日检查眼压偏高，心绞痛发作时不应选用下列哪种药物

    A. 硝酸甘油   B. 维拉帕米   C. 地尔硫䓬

D. 普萘洛尔　　　　　　　E. 硝苯地平

10. 患者，男，78 岁，近日心绞痛发作次数增多，血压 180/110 mmHg，并出现夜间阵发性呼吸困难，端坐呼吸。不宜使用

A. 地高辛　　　　　　　　B. 氢氯噻嗪　　　　　　C. 普萘洛尔

D. 卡托普利　　　　　　　E. 硝酸甘油

[B 型题]

(11 ~ 12 题共用备选答案)

A. 硝酸甘油　　　　　　　B. 普萘洛尔　　　　　　C. 硝苯地平

D. 双嘧达莫　　　　　　　E. 地高辛

11. 适用于伴有高血压和心功能不全的心绞痛患者的药物是

12. 与冠状动脉痉挛有关的变异型心绞痛患者宜选用的药物是

(13 ~ 16 题共用备选答案)

A. 硝酸异山梨酯　　　　　B. 双嘧达莫　　　　　　C. 美托洛尔

D. 硝苯地平　　　　　　　E. 洛伐他汀

13. 具有抗病毒作用的抗心绞痛药物是

14. 钙拮抗剂类抗心绞痛药物是

15. β 受体拮抗剂类抗心绞痛药物是

16. NO 供体类抗心绞痛药物是

[X 型题]

17. 下列哪些因素与药物的抗心绞痛作用有关

A. 阻断心脏 $β_1$ 受体　　　　　　　　B. 舒张冠状动脉

C. 促进侧支循环形成　　　　　　　　D. 降低心室壁张力

E. 减慢心率

18. 首选 HMG - CoA 还原酶抑制药的疾病有

A. 原发性高胆固醇症　　　　　　　　B. 杂合子家族性高胆固醇血症

C. 纯合子家族性高胆固醇血症　　　　D. Ⅲ 型高脂蛋白血症

E. 肾性和糖尿病性高脂血症

(赵　鹏)

第二十章 抗慢性心功能不全药

[A 型题]

1. 强心苷用于心房纤颤的目的是

    A. 减慢心室率　　　　　　　　　　　　B. 恢复窦性心律

    C. 降低自律性　　　　　　　　　　　　D. 增加心肌收缩力

    E. 延长有效不应期

2. 强心苷加强心肌收缩力是由于增加了胞内的哪种物质含量

    A. K^+　　　　B. Ca^{2+}　　　　C. Na^+　　　　D. Mg^{2+}　　　　E. Fe^{3+}

3. 强心苷和利尿药合用治疗心衰时一定要注意

    A. 补钾　　　B. 补钙　　　C. 补钠　　　D. 补镁　　　E. 补铁

4. 强心苷对于下列哪种原因引起的慢性心功能不全疗效最好

    A. 心肌炎、肺心病　　　　　　　　　　B. 高血压、瓣膜病

    C. 甲亢、贫血　　　　　　　　　　　　D. 缩窄性心包炎

    E. 风湿性心脏病

5. 强心苷通过作用于哪种酶而产生作用

    A. 血管紧张素转化酶　　　　　　　　　B. 磷酸二酯酶

    C. 腺苷酸环化酶　　　　　　　　　　　D. $Na^+ - K^+ - ATP$ 酶

    E. 鸟苷酸环化酶

6. 治疗慢性心功能不全的首选药是

    A. 硝酸甘油　　　　　　　B. 哌唑嗪　　　　　　　C. 地高辛

    D. 普萘洛尔　　　　　　　E. 氢氯噻嗪

7. 心力衰竭患者应用强心苷治疗，出现下列哪种症状提示中毒

    A. 眩晕　　　　　　　　　B. 心率 70 次/分　　　　C. 低血钾

    D. 室性期前收缩　　　　　E. 恶心、呕吐

8. 患者，男，59 岁，因慢性心功能不全服用地高辛，现觉心悸、恶心、呕吐，视物出现黄绿色光影，心电图示频发室性期前收缩，考虑为洋地黄中毒。宜选

    A. 胺碘酮　　　　　　　　B. 奎尼丁　　　　　　　C. 美托洛尔

    D. 苯妥英钠　　　　　　　E. 普萘洛尔

9. 患者，男，68 岁，冠心病、慢性心功能不全，心脏 B 超示左室肥厚，为逆转心室重构，延长患者生存期，宜给予

    A. 地高辛　　　　　　　　B. 卡托普利　　　　　　C. 氢氯噻嗪

    D. 硝酸甘油　　　　　　　E. 西地兰

10. 患者，女，39 岁，患风湿性心脏病、二尖瓣关闭不全，心电图示快速房颤，某医师给予地高辛负荷量，并加用氢氯噻嗪治疗 3 天后，心电图示 ST 段呈典型鱼钩样改变。试问出现此类现象的原因为

    A. 洋地黄剂量不足   B. 洋地黄中毒

    C. 洋地黄作用   D. 低钾血症

    E. 低钠血症

[B 型题]

(11 ~ 13 题共用备选答案)

    A. 氢氯噻嗪   B. 地高辛   C. 硝普钠

    D. 卡托普利   E. 阿托品

11. 能有效地控制慢性心功能不全及改善心肌构形重建的药物是

12. 能舒张静脉和小动脉，使心脏前后负荷下降，须避光使用的抗慢性心功能不全的药物是

13. 能用于改善强心苷中毒所引起的缓慢性心律失常的药物是

[X 型题]

14. 强心苷可用于治疗

    A. 心房颤动   B. 心房扑动

    C. 阵发性室上性心动过速   D. 室性期前收缩

    E. 心室颤动

15. 能用于心衰治疗的药物有

    A. 强心苷   B. 利尿药

    C. 血管扩张药   D. 血管紧张素转化酶抑制药

    E. β_1 受体阻断药

16. 强心苷对心肌电生理特性的影响是

    A. 降低窦房结的自律性   B. 升高浦肯野纤维的自律性

    C. 减慢房室结传导   D. 延长房室结有效不应期

    E. P - R 间期延长，使心率减慢

（赵　鹏）

第二十一章　抗心律失常药

[A 型题]

1. 急性心肌梗死并发室性心律失常可首选
   A. 苯妥英钠 　　　　　　B. 利多卡因 　　　　　　C. 碘呋酮
   D. 维拉帕米 　　　　　　E. 普萘洛尔

2. 治疗窦性心动过速的首选药是
   A. 胺碘酮 　　　　　　　B. 维拉帕米 　　　　　　C. 普萘洛尔
   D. 利多卡因 　　　　　　E. 普罗帕酮

3. 治疗阵发性室上性心动过速的首选药是
   A. 胺碘酮 　　　　　　　B. 维拉帕米 　　　　　　C. 普萘洛尔
   D. 利多卡因 　　　　　　E. 奎尼丁

4. 细胞外 K^+ 浓度较高时能减慢传导，血 K^+ 降低时能加速传导的抗心律失常药是
   A. 普萘洛尔 　　　　　　B. 苯妥英钠 　　　　　　C. 胺碘酮
   D. 利多卡因 　　　　　　E. 奎尼丁

5. 胺碘酮对心肌的作用不包括
   A. 阻断 K^+ 通道 　　　　　　　　　　B. 阻断 Na^+ 通道
   C. 阻断 Ca^{2+} 通道 　　　　　　　　　D. 阻断 M 受体
   E. 阻断 β_1 受体

6. 下列哪种不良反应是奎尼丁特有的
   A. 传导阻滞 　　　　　　　　　　　B. 低血压
   C. 金鸡纳反应 　　　　　　　　　　D. 低血钾
   E. 过敏反应

7. 具有抗癫痫作用的抗心律失常药是
   A. 利多卡因 　　　　　　B. 苯妥英钠 　　　　　　C. 维拉帕米
   D. 普鲁卡因胺 　　　　　E. 苯巴比妥

8. 患者，女，56 岁，头痛、头晕 2 个月，今日测血压 180/110 mmHg，并有窦性心律不齐，宜选用
   A. 氢氯噻嗪 + 普萘洛尔 　　　　　　　B. 氢氯噻嗪 + 可乐定
   C. 硝苯地平 + 哌唑嗪 　　　　　　　　D. 卡托普利 + 肼屈嗪
   E. 硝苯地平 + 氢氯噻嗪

9. 患者，男，60 岁，有高血压病史 20 年，有时夜间出现胸闷，最近频繁出现阵发性室上性心动过速，宜选用
   A. 硝苯地平 　　　　　　B. 普萘洛尔 　　　　　　C. 维拉帕米

D. 心律平　　　　　　　　　　　E. 普鲁卡因胺

10. 患者，女，38 岁，患甲状腺功能亢进，内科治疗 5 年，近日因与丈夫吵架，夜不能眠，昨日起心慌、胸闷、不安。查体：心率 160 次/分，心电图显示窦性心律不齐、心肌缺血。抗心律失常药宜选用

A. 普萘洛尔　　　　　　B. 利多卡因　　　　　　C. 胺碘酮
D. 普鲁卡因胺　　　　　E. 苯妥英钠

[B 型题]

(11~13 题共用备选答案)

A. 奎尼丁　　　　　　　B. 普鲁卡因胺　　　　　C. 利多卡因
D. 胺碘酮　　　　　　　E. 维拉帕米

11. 可影响甲状腺功能的药物是

12. 可引起肺纤维化的药物是

13. 长期用药可引起全身红斑狼疮样综合征的药物是

[X 型题]

14. 降低心肌异常自律性的方式有

A. 提高阈电位水平　　　　　　　B. 降低阈电位水平
C. 增加最大舒张电位　　　　　　D. 减慢动作电位 4 相自动除极速率
E. 加快动作电位 4 相自动除极速率

15. 下列属于 I 类抗心律失常的药是

A. 奎尼丁　　　　　　　B. 普鲁卡因胺　　　　　C. 普萘洛尔
D. 维拉帕米　　　　　　E. 利多卡因

16. 下列药物对心房颤动、心房扑动治疗有效的有

A. 强心苷　　　　　　　B. 维拉帕米　　　　　　C. 普萘洛尔
D. 胺碘酮　　　　　　　E. 利多卡因

（赵　鹏）

第二十二章 利尿药和脱水药

1. 下列药物中利尿作用最强的是
   - A. 呋塞米
   - B. 布美他尼
   - C. 氢氯噻嗪
   - D. 螺内酯
   - E. 依他尼酸

2. 治疗肺水肿的首选药是
   - A. 呋塞米
   - B. 氢氯噻嗪
   - C. 螺内酯
   - D. 氨苯蝶啶
   - E. 氯噻嗪

3. 噻嗪类药物最常见的不良反应是
   - A. 低氯性碱中毒
   - B. 低血镁
   - C. 低血钾
   - D. 高血糖
   - E. 高尿酸

4. 能竞争拮抗醛固酮的药物是
   - A. 布美他尼
   - B. 氢氯噻嗪
   - C. 氨苯蝶啶
   - D. 螺内酯
   - E. 氯噻嗪

5. 慢性心功能不全者应禁用
   - A. 呋塞米
   - B. 氢氯噻嗪
   - C. 螺内酯
   - D. 甘露醇
   - E. 氯噻嗪

6. 常作为基础降压药的利尿药是
   - A. 呋塞米
   - B. 氢氯噻嗪
   - C. 螺内酯
   - D. 依他尼酸
   - E. 氨苯蝶啶

7. 关于噻嗪类利尿药，下列所述错误的是
   - A. 痛风患者慎用
   - B. 糖尿病患者慎用
   - C. 可引起高脂血症
   - D. 可引起低钙血症
   - E. 可引起低钾血症

8. 下列哪项不是高效利尿药的不良反应
   - A. 降低肾血流量
   - B. 耳毒性
   - C. 高尿酸血症
   - D. 胃肠道反应
   - E. 高钙血症

9. 患儿，男，20 天，出生后不久被发现脑部较常人大，而且该婴儿总是啼哭不止，后被确诊为脑积水。以下可作为首选的药物是
   - A. 呋塞米
   - B. 甘露醇
   - C. 氢氯噻嗪
   - D. 螺内酯
   - E. 5% 葡萄糖

10. 患者,男,20 岁,因刀伤致股动脉断裂大出血,就诊时血压测不到,立即补充血容量并急诊行股动脉吻合术,经积极扩容及升压治疗后,血压升至 80/50 mmHg,术后持续导尿,监测 2 小时尿量不足 20 mL,此时宜选用的利尿药为

    A. 氢氯噻嗪   B. 螺内酯   C. 呋塞米

    D. 氨苯蝶啶   E. 甘露醇

[B 型题]

(11 ~ 14 题共用备选答案)

    A. 呋塞米   B. 乙酰唑胺   C. 氢氯噻嗪

    D. 螺内酯   E. 甘露醇

11. 作用较弱、缓慢、持久,且能保钾的利尿药是

12. 作用迅速强大、短暂的利尿药是

13. 对多种原因引起的脑水肿如脑瘫、脑卒中宜首选

14. 不宜与氨基糖苷类抗生素合用,以免加重耳毒性的药物是

[X 型题]

15. 呋塞米可引起

    A. 低血容量   B. 低血钠   C. 低血钾

    D. 低氯性碱中毒   E. 低镁血症

16. 氢氯噻嗪的不良反应是

    A. 水、电解质紊乱   B. 高尿酸血症

    C. 耳毒性   D. 高血糖

    E. 高脂血症

17. 渗透性利尿药的作用特点是

    A. 能从肾小球自由滤过   B. 不易被肾小管重吸收

    C. 不易透过血管进入组织细胞   D. 在体内不被代谢

    E. 临床应用的药物均是高渗溶液

(赵 鹏)

第二十三章　组胺和抗组胺药

[A 型题]

1. H_1、H_2受体激动后均可引起的效应是

    A. 支气管平滑肌收缩　　　　　　　　　B. 胃酸分泌

    C. 心率加快　　　　　　　　　　　　　D. 血管扩张

    E. 胃肠平滑肌收缩

2. H_1受体阻断药的最佳适应证是

    A. 过敏性哮喘　　　　　　　　　　　　B. 过敏性休克

    C. 皮肤、黏膜变态反应　　　　　　　　D. 晕动病呕吐

    E. 胃酸过多

3. H_1受体阻断药最常见的不良反应是

    A. 烦躁、失眠　　　　　　B. 嗜睡　　　　　　　　　C. 腹痛

    D. 致畸　　　　　　　　　E. 腹泻

4. 单用 H_1受体阻断药对下列哪种过敏反应效果差

    A. 荨麻疹　　　　　　　　　　　　　　B. 枯草热

    C. 过敏性休克　　　　　　　　　　　　D. 过敏性鼻炎

    E. 昆虫咬伤

5. 下列哪种药物无止吐作用

    A. 苯海拉明　　　　　　　B. 异丙嗪　　　　　　　　C. 氯苯那敏

    D. 吡苄明　　　　　　　　E. 布可立嗪

6. 钙剂治疗过敏性疾病时，应采用何种给药途径

    A. 口服　　　　　　　　　　　　　　　B. 直接静脉推注

    C. 稀释后静脉注射　　　　　　　　　　D. 皮下注射

    E. 肌内注射

7. H_2受体阻断药常用于治疗

    A. 急性荨麻疹　　　　　　　　　　　　B. 慢性荨麻疹

    C. 过敏性休克　　　　　　　　　　　　D. 胃、十二指肠溃疡

    E. 慢性鼻炎

[B 型题]

（8～9 题共用备选答案）

    A. 异丙嗪　　　　　　　　B. 氯苯那敏　　　　　　　C. 特非那定

    D. 西咪替丁　　　　　　　D. 咪唑斯汀

8. 有抗组胺作用和较强中枢抑制作用的是

9. 属于 H_2 受体阻断药的是

[X 型题]

10. H_1 受体的药理作用有

  A. 抗过敏   B. 抗胆碱

  C. 奎尼丁样作用   D. 抑制胃酸分泌

  E. 局部麻醉

（赵　晋）

第二十四章 作用于血液和造血系统药

[A 型题]

1. 铁剂宜用于
    A. 恶性贫血
    B. 巨幼红细胞性贫血
    C. 小细胞低色素性贫血
    D. 再生障碍性贫血
    E. 急性溶血性贫血

2. 口服铁剂最常见的不良反应是
    A. 胃肠道刺激反应
    B. 便秘
    C. 急性腹泻
    D. 血压下降
    E. 胃肠黏膜坏死

3. 甲酰四氢叶酸主要用于治疗哪种贫血
    A. 缺铁性贫血
    B. 恶性贫血
    C. 溶血性贫血
    D. 再生障碍性贫血
    E. 久用叶酸拮抗剂所致贫血

4. 导致恶性贫血的主要原因是
    A. 叶酸利用障碍
    B. 白血病
    C. 骨髓红细胞生成障碍
    D. 食物中缺乏维生素 B_{12}
    E. 内因子缺乏导致维生素 B_{12} 吸收减少

5. 肝素体内抗凝最常用的给药途径是
    A. 口服
    B. 肌内注射
    C. 皮下注射
    D. 静脉注射
    E. 吸入给药

6. 在体内、体外均有抗凝作用的药物是
    A. 肝素
    B. 双香豆素
    C. 噻氯匹啶
    D. 新抗凝
    E. 尿激酶

7. 仅用作体外抗凝的药物是
    A. 枸橼酸钠
    B. 肝素
    C. 尿激酶
    D. 华法林
    E. 新抗凝

8. 治疗门静脉高压引起的上消化道出血宜选用
    A. 酚磺乙胺
    B. 维生素 K
    C. 垂体后叶素
    D. 氨甲苯酸
    E. 安络血

[B 型题]

(9 ~ 11 题共用备选答案)

  A. 维生素 K   B. 鱼精蛋白   C. 氨甲苯酸

  D. 维生素 B_{12} D. 去铁胺

9. 肝素过量时应选用的拮抗药是

10. 华法林过量时应选用的拮抗药是

11. 尿激酶过量时应选用的拮抗药是

[X 型题]

12. 关于铁剂的吸收，正确的是

  A. 以亚铁的形式在十二指肠和空肠上段吸收

  B. 抗酸药、四环素有利于铁的吸收

  C. 浓茶有碍于铁的吸收

  D. 果糖不利于铁的吸收

  E. 高钙、高磷不利于铁的吸收

13. 可用于治疗巨幼红细胞性贫血的抗贫血药是

  A. 硫酸亚铁   B. 叶酸   C. 维生素 C

  D. 右旋糖酐铁   E. 维生素 B_{12}

14. 维生素 K 可用于哪些疾病所引起的出血

  A. 梗阻性黄疸   B. 慢性腹泻

  C. 新生儿出血   D. 香豆素类过量

  E. 长期应用广谱抗生素后

15. 可用于治疗血栓栓塞性疾病的药物有

  A. 维生素 K   B. 链激酶   C. 肝素

  D. 氨甲苯酸   E. 双香豆素

（赵　晋）

第二十五章 作用于呼吸系统药

[A 型题]

1. 色甘酸钠预防哮喘发作的主要机制是
   A. 直接松弛支气管平滑肌
   B. 稳定肥大细胞膜，抑制过敏介质释放
   C. 阻断腺苷受体
   D. 促进儿茶酚胺释放
   E. 激动 β_2 受体

2. 糖皮质激素治疗哮喘的主要机制是
   A. 抗炎、抗过敏作用
   B. 激动支气管平滑肌上的 β_2 受体
   C. 提高中枢神经系统的兴奋性
   D. 激活腺苷酸环化酶
   E. 阻断 M 受体

3. 预防支气管哮喘发作宜选用
   A. 麻黄碱
   B. 沙丁胺醇
   C. 异丙肾上腺素
   D. 阿托品
   E. 肾上腺素

4. 外周性镇咳药是
   A. 溴己新
   B. 喷托维林
   C. 苯佐那酯
   D. 氯哌斯汀
   E. 右美沙芬

5. 下列关于祛痰药的叙述，错误的是
   A. 间接起到镇咳和抗喘作用
   B. 裂解痰中的黏多糖，使痰液变稀
   C. 部分从呼吸道黏膜排出形成高渗，使痰液变稀
   D. 增加呼吸道分泌，稀释痰液
   E. 扩张支气管，使痰易咳出

6. 预防过敏性哮喘最好选用
   A. 沙丁胺醇
   B. 麻黄碱
   C. 色甘酸钠
   D. 肾上腺素
   E. 氨茶碱

7. 伴有剧烈胸痛的刺激性干咳宜选用
   A. 喷托维林
   B. 苯佐那酯
   C. 可待因
   D. 右美沙芬
   E. 溴己新

8. 有大量黏稠痰阻塞气管的患者宜选用
   A. 苯佐那酯
   B. 右美沙芬
   C. 乙酰半胱氨酸
   D. 喷托维林
   E. 氯化铵

[X 型题]

9. 氯化铵的药理作用是

    A. 口服，反射性使痰液稀释   B. 具有利尿作用

    C. 注射，反射性使痰液稀释   D. 酸化体液及尿液

    E. 从呼吸道排出部分稀释痰液

10. 氨茶碱的用药注意事项是

    A. 静脉注射过快引起心律失常   B. 局部刺激性大

    C. 治疗量引起失眠、激动不安   D. 大量可致惊厥

    E. 静脉注射过快可致血压骤降

（赵 晋）

第二十六章 作用于消化系统药

[A 型题]

1. 硫糖铝治疗消化性溃疡的机制是
   - A. 中和胃酸
   - B. 抑制胃酸分泌
   - C. 抑制 $H^+ - K^+ - ATP$ 酶
   - D. 保护溃疡黏膜
   - E. 抑制胃蛋白酶活性

2. 下列关于氢氧化铝的叙述，不正确的是
   - A. 抗胃酸作用较强
   - B. 口服后生成的 $AlCl_3$ 有收敛作用
   - C. 与三硅酸镁合用作用增强
   - D. 久用可引起便秘
   - E. 不影响四环素、铁剂的吸收

3. 能抑制胃酸形成的最后环节，发挥治疗作用的药物是
   - A. 西咪替丁
   - B. 尼扎替丁
   - C. 奥美拉唑
   - D. 丙谷胺
   - E. 哌仑西平

4. 阻断胃壁细胞质子泵的抗消化性溃疡药是
   - A. 西咪替丁
   - B. 奥美拉唑
   - C. 尼扎替丁
   - D. 丙谷胺
   - E. 哌仑西平

[X 型题]

5. 作用于消化系统的药物包括
   - A. 抗消化性溃疡药
   - B. 泻药、止泻药
   - C. 止吐药
   - D. 助消化药
   - E. 利胆药

6. 理想的抗酸药应具备下列哪些特点
   - A. 不产气
   - B. 口服吸收
   - C. 作用迅速而持久
   - D. 对黏膜及溃疡面有保护收敛作用
   - E. 不引起腹泻或便秘

7. 奥美拉唑的作用特点是
   - A. 可抑制质子泵功能
   - B. 可降低幽门螺杆菌数量
   - C. 可缓解溃疡疼痛
   - D. 可抑制基础胃酸分泌
   - E. 一种高效抗消化性溃疡药

8. 西咪替丁具有下列哪些作用特点
   - A. 竞争性拮抗 H_2 受体
   - B. 选择性阻断 M_1 受体
   - C. 抑制胃壁细胞 $H^+ - K^+ - ATP$ 酶功能
   - D. 抑制胃酸分泌，促进溃疡愈合
   - E. 作用较雷尼替丁强

9. 治疗消化性溃疡可选用

    A. 氢氧化镁   B. 硫酸镁   C. 哌仑西平

    D. 阿托品   E. 乳酶生

10. 关于 M 胆碱受体阻断药，下列叙述正确的是

    A. 可减少胃酸分泌、解除胃肠痉挛

    B. 一般治疗剂量下，阿托品对胃酸分泌抑制作用较强

    C. 哌仑西平是 M_1 胆碱受体阻断药

    D. 哌仑西平对唾液腺、平滑肌、心房的 M 胆碱受体亲和力较高

    E. 哌仑西平可用于平喘

（王青青）

第二十七章 子宫兴奋药和子宫抑制药

[A 型题]

1. 缩宫素对子宫平滑肌作用的特点是
   - A. 缩宫作用与体内性激素水平无关
   - B. 小剂量可引起子宫强直收缩
   - C. 收缩血管、升高血压
   - D. 妊娠早期对药物的敏感性增高
   - E. 小剂量可引起宫体收缩、宫颈松弛

2. 麦角新碱临床可用于
   - A. 产后子宫出血
   - B. 催产
   - C. 引产
   - D. 扩张及软化宫颈
   - E. 抗早孕

3. 治疗垂体性尿崩症的药物是
   - A. 垂体后叶素
   - B. 麦角新碱
   - C. 米索前列醇
   - D. 利托君
   - E. 缩宫素

4. 麦角新碱用于产后子宫出血的机制是
   - A. 收缩血管
   - B. 强直性收缩子宫平滑肌
   - C. 促进血液凝固
   - D. 增强凝血因子活性
   - E. 促进凝血因子合成

5. 对子宫收缩无力且无产道障碍的难产患者，催产宜用
   - A. 大剂量缩宫素口服
   - B. 大剂量缩宫素肌内注射
   - C. 小剂量缩宫素静脉滴注
   - D. 大剂量缩宫素静脉滴注
   - E. 小剂量缩宫素口服

6. 对子宫平滑肌无松弛作用的药物是
   - A. 沙丁胺醇
   - B. 利托君
   - C. 硝苯地平
   - D. 前列腺素
   - E. 硫酸镁

7. 缩宫素的临床用途不包括
   - A. 终止妊娠
   - B. 催产
   - C. 引产
   - D. 产后止血
   - E. 止痛

[B 型题]

(8~9 题共用备选答案)

   - A. 麦角胺
   - B. 麦角新碱
   - C. 二氢麦角碱
   - D. 垂体后叶素
   - D. 缩宫素

8. 可用于治疗偏头痛的是

9. 对子宫体和子宫颈的兴奋作用无明显差异的是

[X 型题]

10. 前列腺素的作用特点包括

    A. 对妊娠早、中、后期子宫均有兴奋作用

    B. 可用于防治早产

    C. 可用于抗早孕

    D. 可用于足月引产

    E. 用于妇产科的前列腺素药物主要有 $PGF_{2\alpha}$、PGE_2

（赵　晋）

第二十八章 性激素类药和避孕药

[A 型题]

1. 卵巢功能低下可选
   A. 甲基炔诺酮   B. 甲孕酮   C. 炔诺酮
   D. 甲睾酮   E. 己烯雌酚

2. 老年性骨质疏松最好选用
   A. 黄体酮   B. 己烯雌酚   C. 甲睾酮
   D. 苯丙酸诺龙   E. 炔诺酮

3. 临床上回乳（退奶）可选用
   A. 孕激素   B. 缩宫素   C. 雌激素
   D. 雄激素   E. 同化激素

4. 可用于前列腺癌治疗的药物是
   A. 炔诺酮   B. 丙酸睾酮   C. 炔雌醇
   D. 甲睾酮   E. 苯丙酸诺龙

5. 同化激素不包括
   A. 甲睾酮   B. 司坦唑   C. 康复龙
   D. 美雄酮   E. 苯丙酸诺龙

6. 复方炔诺酮避孕作用的机制是
   A. 使宫颈黏液更加黏稠，精子不易进入宫腔
   B. 通过反馈机制，抑制排卵
   C. 抑制卵巢黄体分泌激素
   D. 抑制子宫和输卵管活动，改变受精卵运行速度
   E. 促进卵巢黄体分泌激素

[B 型题]

（7～8 题共用备选答案）
   A. 绝经期综合征   B. 先兆流产
   C. 探亲避孕   D. 老年性骨质疏松
   E. 再生障碍性贫血

7. 黄体酮可用于

8. 己烯雌酚可用于

[X 型题]

9. 在临床上雌激素可用于
   A. 绝经期综合征   B. 粉刺

C. 避孕

    D. 绝经前乳腺癌

E. 卵巢功能低下的替代治疗

10. 同化激素类药物的临床用途有

    A. 再生障碍性贫血

    B. 消耗性疾病

    C. 伤口愈合

    D. 骨折

    E. 功能性子宫出血

（赵　晋）

第二十九章　肾上腺皮质激素类药

[A 型题]

1. 糖皮质激素的停药反应是
   A. 严重精神障碍
   B. 消化性溃疡
   C. 骨质疏松
   D. 医源性皮质功能不全
   E. 糖尿病

2. 长期服用糖皮质激素不产生下列哪种副作用
   A. 肾上腺皮质萎缩
   B. 高钾血症
   C. 溃疡或出血穿孔
   D. 满月脸
   E. 糖尿

3. 长期应用糖皮质激素，突然停药产生反跳现象，其原因是
   A. 患者对激素产生依赖性或病情未充分控制
   B. ACTH 突然分泌增多
   C. 肾上腺皮质功能亢进
   D. 甲状腺功能亢进
   E. 垂体功能亢进

4. 关于糖皮质激素禁忌证的描述，错误的是
   A. 粒细胞减少症
   B. 严重精神病和癫痫
   C. 病毒感染
   D. 骨质疏松
   E. 妊娠初期

5. 糖皮质激素抗休克机制与下列因素有关，但有一种因素除外
   A. 扩张痉挛收缩的血管
   B. 降低对缩血管物质的敏感性
   C. 稳定溶酶体膜，减少心肌抑制因子释放
   D. 抑制心肌收缩力
   E. 提高机体对细菌内毒素的耐受力

6. 长期使用糖皮质激素可使下列疾病或症状加重，哪一种除外
   A. 胃溃疡
   B. 高血压
   C. 水肿
   D. 系统性红斑狼疮
   E. 糖尿病

7. 下列关于糖皮质激素的描述，错误的是
   A. 减轻炎症早期反应
   B. 抑制免疫反应
   C. 中和细菌内毒素
   D. 抑制蛋白质合成
   E. 解除血管痉挛

8. 使用糖皮质激素治疗的患者宜采用

    A. 低盐、低糖、高蛋白饮食   B. 低盐、低糖、低蛋白饮食

    C. 低盐、高糖、低蛋白饮食   D. 低盐、高糖、高蛋白饮食

    E. 高盐、高糖、高蛋白饮食

9. 糖皮质激素诱发和加重感染的主要原因是

    A. 抑制 ACTH 的释放

    B. 促使许多病原微生物繁殖所致

    C. 用量不足，无法控制症状而造成

    D. 患者对激素不敏感而未反映出相应的疗效

    E. 抑制炎症反应和免疫反应，降低机体的防御功能

10. 糖皮质激素抗毒作用的机制是

    A. 对抗内毒素对机体的刺激反应   B. 中和细菌内毒素

    C. 中和细菌外毒素   D. 抑制磷脂酶

    E. 稳定肥大细胞膜

11. 糖皮质激素可用于治疗

    A. 各种休克   B. 严重精神病

    C. 活动性消化性溃疡   D. 病毒感染

    E. 严重高血压、糖尿病

12. 糖皮质激素用于慢性疾病，服药时间是

    A. 上午 8 时   B. 下午 4 时   C. 晚上 12 时

    D. 中午 12 时   E. 晚上 8 时

[B 型题]

(13 ~ 15 题共用备选答案)

    A. 抑制器官移植急性排斥危象   B. 湿疹

    C. 变态反应性疾病   D. 肾病综合征

    E. 急、慢性肾上腺皮质功能不全

13. 大剂量糖皮质激素突击疗法用于

14. 糖皮质激素隔日疗法用于

15. 小剂量替代疗法用于

(16 ~ 18 题共用备选答案)

    A. 醛固酮   B. 氢化可的松

    C. 泼尼松   D. 地塞米松

    E. 氟轻松

16. 对水盐代谢影响小、内服抗炎作用最强的药物是

17. 需肝转化后才生效的药物是

18. 外用治疗湿疹的药物是

[X型题]

19. 糖皮质激素禁用于

A. 严重精神病

B. 活动性消化性溃疡病、新近胃肠吻合术

C. 骨折、创伤修复期、角膜溃疡

D. 严重高血压、糖尿病

E. 抗菌药物不能控制的感染，如水痘、真菌感染

20. 糖皮质激素对血液成分的影响包括

A. 红细胞增多   B. 血红蛋白增多

C. 纤维蛋白原减少   D. 中性粒细胞减少

E. 淋巴细胞减少

（赵　晋）

第三十章　甲状腺激素类药和抗甲状腺药

[A 型题]

1. 硫脲类抗甲状腺药可引起的严重不良反应是
   - A. 黏液性水肿
   - B. 心动过缓
   - C. 粒细胞缺乏症
   - D. 低蛋白血症
   - E. 再生障碍性贫血

2. 孕妇及乳母应慎用碘剂的原因是
   - A. 引起新生儿甲状腺肿
   - B. 引起畸胎
   - C. 引起粒细胞减少
   - D. 引起碘中毒
   - E. 引起甲状腺功能亢进

3. 放射性碘的不良反应是
   - A. 可导致粒细胞缺乏症
   - B. 可诱发心绞痛和心肌梗死
   - C. 可导致肝功能损害
   - D. 可导致甲状腺功能低下
   - E. 可导致血管神经性水肿、上呼吸道水肿及喉头水肿

4. 某患者在住院治疗期间，医生嘱咐禁用甲状腺激素，此患者可能患有以下何种疾病
   - A. 克汀病
   - B. 呆小病
   - C. 甲状腺危象
   - D. 黏液性水肿
   - E. 单纯性甲状腺肿

5. 硫脲类抗甲状腺药的主要作用机制是
   - A. 破坏甲状腺组织
   - B. 抑制过氧化物酶，使甲状腺激素合成减少
   - C. 阻止甲状腺上皮细胞对碘的摄入
   - D. 抑制甲状腺球蛋白水解酶
   - E. 抑制下丘脑 – 垂体 – 甲状腺轴，使甲状腺激素合成减少

6. 下列哪种抗甲状腺药物能抑制外周组织的 T_4 转化为 T_3，较快控制血 T_3 水平
   - A. 丙硫氧嘧啶
   - B. 甲硫氧嘧啶
   - C. 甲巯咪唑
   - D. 卡比马唑
   - E. 碘化钾

7. 下列哪种药物可治疗黏液性水肿
   - A. 卡比马唑
   - B. 甲硫氧嘧啶
   - C. 丙硫氧嘧啶
   - D. 碘化钾
   - E. 甲状腺激素

8. 小剂量碘剂可用于治疗

    A. 甲状腺功能亢进的术前准备   B. 单纯性甲状腺肿

    C. 甲状腺危象   D. 甲状腺功能亢进

    E. 以上都不是

9. 甲状腺功能亢进手术前给予复方碘溶液的目的是

    A. 降低血压

    B. 使甲状腺腺体变大，便于手术操作

    C. 使甲状腺腺体变小、血管网减少、变韧，利于手术

    D. 抑制呼吸道腺体分泌

    E. 降低血压增强患者对手术的耐受性

10. 碘化物不能单独用于甲状腺功能亢进内科治疗的原因是

    A. 使甲状腺组织退化   B. 使腺体增生、肥大

    C. 使甲状腺功能减退   D. 使甲状腺功能亢进

    E. 失去抑制激素合成的效应

[B 型题]

(11 ~ 13 题共用备选答案)

    A. 丙硫氧嘧啶   B. 放射性碘   C. 格列齐特

    D. 大剂量碘剂   E. 小剂量碘剂

11. 术后复发的甲状腺功能亢进宜选用

12. 单纯性甲状腺肿宜选用

13. 甲状腺功能亢进的内科治疗宜选用

（赵　晋）

第三十一章 胰岛素和口服降血糖药

[A 型题]

1. 不促进胰岛素释放，不加重肥胖的降糖药为
   - A. 二甲双胍
   - B. 甲苯磺丁脲
   - C. 格列本脲
   - D. 格列吡嗪
   - E. 氯磺丙脲

2. 下列何种降血糖药易引起乳酸血症
   - A. 正规胰岛素
   - B. 阿卡波糖
   - C. 格列本脲
   - D. 甲苯磺丁脲
   - E. 苯乙双胍

3. 引起胰岛素抵抗性的诱因，哪一项是错误的
   - A. 严重创伤
   - B. 酮症酸中毒
   - C. 并发感染
   - D. 手术
   - E. 暴饮暴食

4. 甲苯磺丁脲降血糖作用的主要机制是
   - A. 增强胰岛素的作用
   - B. 促进葡萄糖分解
   - C. 刺激胰岛 B 细胞释放胰岛素
   - D. 使细胞内 cAMP 减少
   - E. 抑制胰高血糖素的作用

5. 下述哪种糖尿病不需首选胰岛素
   - A. 幼年重型糖尿病
   - B. 合并严重感染的糖尿病
   - C. 轻型糖尿病
   - D. 需做手术的糖尿病患者
   - E. 合并妊娠的糖尿病患者

6. 关于胰岛素的作用，下列错误的是
   - A. 促进脂肪合成，抑制脂肪分解
   - B. 抑制蛋白质合成，抑制氨基酸进入细胞
   - C. 促进葡萄糖利用，抑制糖原分解和产生
   - D. 促进钾进入细胞，降低血钾
   - E. 促进蛋白质合成及氨基酸转运

7. 胰岛素最常用的给药途径是
   - A. 舌下含服
   - B. 口服
   - C. 皮下注射
   - D. 肌内注射
   - E. 静脉注射

[B 型题]

（8～10 题共用备选答案）
   - A. 氯磺丙脲
   - B. 丙硫氧嘧啶
   - C. 苯乙双胍
   - D. 胰岛素
   - E. 阿卡波糖

8. 促进组织对葡萄糖的利用，用于 2 型糖尿病的是

9. 可降低葡萄糖吸收的是

10. 胰岛功能基本丧失的幼年型糖尿病可用

（11～12 题共用备选答案）

　　A. 胰岛素　　　　　　　　　　　　B. 精蛋白锌胰岛素

　　C. 二甲双胍　　　　　　　　　　　D. 氯磺丙脲

　　E. 甲苯磺丁脲

11. 重症糖尿病患者应立即静脉注射

12. 主要刺激胰岛 B 细胞，但又促进抗利尿激素分泌的是

（赵　晋）

第三十二章 维生素类药

[A 型题]

1. 妊娠呕吐宜使用的维生素是

    A. 维生素 B_6 B. 维生素 A   C. 维生素 E

    D. 叶酸   E. 维生素 C

2. 维生素 C 的最主要用途是

    A. 治疗缺铁性贫血   B. 治疗坏血病

    C. 解救重金属中毒   D. 防治动脉粥样硬化

    E. 治疗克山病

3. 维生素 B_1 缺乏可导致

    A. 口角炎   B. 消化不良   C. 夜盲症

    D. 心力衰竭   E. 吉兰 – 巴雷综合征

4. 服用异烟肼引起的周围神经炎应使用

    A. 维生素 B_1 B. 维生素 B_2 C. 维生素 C

    D. 维生素 B_6 E. 维生素 B_{12}

5. 临床治疗习惯性流产、先兆流产应选用

    A. 维生素 B_1 B. 维生素 E   C. 维生素 C

    D. 维生素 B_6 E. 维生素 B_{12}

6. 对钙磷代谢及小儿骨骼生长有重要影响的是

    A. 维生素 A   B. 维生素 D   C. 维生素 C

    D. 葡萄糖酸亚铁   E. 维生素 E

7. 与机体的应激反应有关的维生素是

    A. 维生素 C   B. 维生素 B_1 C. 维生素 D

    D. 维生素 E   E. 维生素 A

8. 烟酰胺成为许多脱氢酶的

    A. 氧化物   B. 辅酶   C. 递质

    D. 催化剂   E. 抑制剂

[X 型题]

9. 使用维生素 C 时应注意

    A. 不宜与碱性药物配伍

    B. 与维生素 K_3 配伍，疗效会减弱

    C. 与华法林配伍，可缩短凝血酶原时间

    D. 长期使用可导致肾功能减退

E. 治疗期会出现精神和神经系统症状

10. 人体需要的重要维生素有

    A. 维生素 A   B. 维生素 B_2 C. 维生素 C

    D. 维生素 D   E. 维生素 E

（赵　晋）

第三十三章　抗菌药物概论

[A 型题]

1. 评价一种化疗药物的临床价值，主要采用下列哪种指标

    A. 抗菌谱　　　　　　　　　　　　B. 抗菌活性

    C. 最低抑菌浓度　　　　　　　　　D. 最低杀菌浓度

    E. 化疗指数

2. 耐药性是指

    A. 连续用药机体对药物产生不敏感的现象

    B. 连续用药细菌对药物的敏感性降低甚至消失

    C. 反复用药患者对药物产生精神性依赖

    D. 反复用药患者对药物产生躯体性依赖

    E. 长期用药细菌对药物缺乏选择性

3. 繁殖期杀菌药与静止期杀菌药合用的效果是抗菌作用

    A. 增强　　　B. 相加　　　C. 无关　　　D. 拮抗　　　E. 相减

4. 下列哪项不是抗菌药物联合用药的目的

    A. 扩大抗菌谱　　　　　　　　　　B. 增强抗菌力

    C. 减少耐药菌的产生　　　　　　　D. 延长作用时间

    E. 减少毒副作用

5. 可抑制细菌细胞壁合成的药物是

    A. 万古霉素　　　　　　B. 杆菌肽　　　　　　　C. 环丝氨酸

    D. 青霉素　　　　　　　E. 多黏菌素

[B 型题]

(6~8 题共用备选答案)

    A. 影响细菌细胞膜的通透性

    B. 与核蛋白体 50S 亚基结合，阻止肽链延长

    C. 与核蛋白体 30S 亚基结合，阻止蛋白质合成

    D. 抑制以 DNA 为模板的 RNA 聚合酶

    E. 以上都不是

6. 多黏菌素 B

7. 链霉素

8. 氯霉素

[X 型题]

9. 化疗药物包括

A. 抗菌药   B. 抗真菌药   C. 抗病毒药

D. 抗寄生虫药   E. 抗恶性肿瘤药

10. 采用哪些措施可减少细菌对抗菌药物的耐受性

    A. 严格掌握抗菌药物的适应证，减少滥用

    B. 给予足够的剂量和疗程

    C. 必要的联合用药

    D. 有计划地轮换用药

    E. 尽量避免局部用药

11. 联合应用抗菌药物的指征有

    A. 单一抗菌药物不能控制的严重混合感染

    B. 病原菌未明的严重感染

    C. 单一抗菌药物不能有效控制的感染性心内膜炎

    D. 长期用药细菌有可能产生耐药者

    E. 减少药物的毒性反应

12. 细菌对化疗药物产生抗药性的可能方式包括

    A. 产生灭活药物的酶

    B. 产生对药物具有拮抗作用的化学物质

    C. 改变细胞膜的通透性

    D. 改变细胞质内的酸碱环境

    E. 降低靶酶对药物的亲和力

13. 通过影响细菌蛋白质合成而产生抗菌作用的药物有

    A. 甲氧苄氨嘧啶   B. 氯霉素

    C. 链霉素   D. 红霉素

    E. 青霉素

（雷　娜）

第三十四章 β－内酰胺类抗生素

[A 型题]

1. 下列药物中，属于β内酰胺类抗菌药的是

   A. 吡哌酸
   B. 棒酸（克拉维酸）
   C. 依托红霉素
   D. 氯洁霉素（氯林/克林霉素）
   E. 多黏菌素

2. 克拉维酸与阿莫西林配伍应用的药理学基础是

   A. 可使阿莫西林口服吸收更好
   B. 使阿莫西林自肾小管分泌减少
   C. 可使阿莫西林用量减少，毒性降低
   D. 克拉维酸抗菌谱广，抗菌活性强
   E. 克拉维酸可抑制β内酰胺酶

3. 下列有关青霉素 G 的论述，不正确的是

   A. 由青霉菌培养液中提取
   B. 结构中的主核为 6－氨基青霉烷酸（6－APA）
   C. 是一种不稳定的有机酸
   D. 易溶于水
   E. 又称苄青霉素

4. 下列有关青霉素 G 钠盐（青霉素钠）的论述，错误的是

   A. 结晶粉末较稳定，室温下可保存数年
   B. 易溶于水
   C. 水溶液不稳定
   D. 应临用时配制
   E. 1 mg 相当于 1000 U 的抗菌效价

5. 下列有关青霉素 G 钾盐（青霉素钾）的论述，不正确的是

   A. 1 mg 相当于 1595 U 的抗菌效价
   B. 水溶液在室温下放置 24 小时，抗菌效能丧失约 20%
   C. 肌内注射时易引起局部疼痛、硬结
   D. 静脉注射剂量过大，易致机体血钾过高
   E. 血浆半衰期为 0.5～1 小时

6. 不属于青霉素 G 抗菌作用范围的病原体是

   A. 葡萄球菌（金黄色葡萄球菌）
   B. 淋球菌
   C. 白喉杆菌
   D. 大肠杆菌
   E. 钩端螺旋体

7. 下列有关青霉素 G 引起过敏性休克的叙述，不正确的是

    A. 属Ⅱ型变态反应

    B. 青霉素 G 是半抗原

    C. 休克发生极快，半数以上在 5 分钟内出现

    D. 主要症状有呼吸困难、血压下降等，以致短时间内死亡

    E. 抢救的首选药为肾上腺素

8. 从抗菌作用原理分析可知青霉素类

    A. 对生长繁殖期的细菌作用强

    B. 对静止期细菌的作用强

    C. 对繁殖期和静止期的细菌均作用强

    D. 对繁殖期和静止期的细菌均作用不强

    E. 对人和动物的细胞也有一定的影响

[B 型题]

（9~11 题共用备选答案）

    A. 氨曲南   B. 亚胺培南   C. 舒巴坦

    D. 头霉素   E. 拉氧头孢

9. 临床上常与肽酶抑制剂合用的是

10. 临床上常与 β 内酰类药物合用的是

11. 第一个用于临床的单环的 β 内酰类抗生素是

（雷　娜）

第三十五章　大环内酯类、林可霉素类和多肽类抗生素

[A 型题]

1. 不属于大环内酯类抗生素的药物是
   - A. 乙酰螺旋霉素
   - B. 罗红霉素
   - C. 乙酰麦迪霉素（美欧卡霉素）
   - D. 吉他霉素（柱晶白霉素）
   - E. 克林霉素

2. 红霉素临床应用的范围不包括
   - A. 白喉
   - B. 军团病
   - C. 百日咳
   - D. 肺结核
   - E. 支原体肺炎

3. 大环内酯类对下述哪类细菌无效
   - A. 革兰氏阳性菌
   - B. 革兰氏阴性球菌
   - C. 大肠杆菌、变形杆菌
   - D. 军团菌
   - E. 衣原体和支原体

4. 不属于大环内酯类的药物是
   - A. 红霉素
   - B. 林可霉素
   - C. 乙酰螺旋霉素
   - D. 麦迪霉素
   - E. 吉他霉素

5. 下列哪种药物与林可霉素合用会产生拮抗作用
   - A. 红霉素
   - B. 万古霉素
   - C. 青霉素
   - D. 头孢氨苄
   - E. 链霉素

[B 型题]

（6～10 题共用备选答案）
   - A. 林可霉素
   - B. 红霉素
   - C. 吉他霉素
   - D. 万古霉素
   - E. 四环素

6. 对革兰氏阴性菌无效，对厌氧菌感染有较好疗效的是

7. 对敏感菌所致急、慢性骨及关节感染疗效较好的是

8. 可作为治疗军团病的首选药是

9. 对耐青霉素及耐红霉素的金黄色葡萄球菌感染仍然有效的大环内酯类药物是

10. 剂量过大可引起耳毒性的是

[X 型题]

11. 下列哪些药物属大环内酯类抗生素
   - A. 红霉素
   - B. 麦白霉素
   - C. 吉他霉素

D. 乙酰螺旋霉素   E. 阿奇霉素

12. 大环内酯类抗生素对下列哪些病原体有抑制作用

　　A. 需氧革兰氏阳性、革兰氏阴性菌   B. 厌氧菌

　　C. 军团菌   D. 胎儿弯曲菌

　　E. 衣原体和支原体

13. 大环内酯类抗生素的特点是

　　A. 抗菌谱窄，但比青霉素广

　　B. 细菌对本类各药间不产生交叉耐药性

　　C. 在碱性环境中抗菌活性增强

　　D. 不易透过血脑屏障

　　E. 主要经胆汁排泄，并进行肝肠循环

（雷　娜）

第三十六章　氨基糖苷类抗生素

[A 型题]

1. 关于氨基糖苷类药物体内过程的共同特征，正确的是

    A. 口服易吸收，血浆蛋白的结合率低

    B. 易透过血脑屏障，也易进入内耳的外淋巴

    C. 主要分布在细胞外液

    D. 主要以原形经肾小管分泌排出

    E. 碱化尿液，排泄明显加快

2. 在氨基糖苷类抗生素中，细菌最容易产生抗药性的药物是

    A. 链霉素　　　　　　　　B. 庆大霉素　　　　　　　　C. 卡那霉素

    D. 妥布霉素　　　　　　　E. 阿米卡星（丁胺卡那霉素）

3. 下列哪项不是氨基糖苷类的共同特点

    A. 由氨基糖分子和非糖部分的苷元结合而成

    B. 水溶性好、性质稳定

    C. 对革兰氏阳性菌具有高度抗菌活性

    D. 对革兰氏阴性需氧杆菌具有高度抗菌活性

    E. 与核蛋白体 30S 亚基结合，抑制蛋白质合成的杀菌剂

4. 耐庆大霉素的革兰氏阴性菌感染可选用

    A. 链霉素　　　　　　　　B. 氨苄西林　　　　　　　　C. 奈替米星

    D. 双氯西林　　　　　　　E. 红霉素

5. 庆大霉素无治疗价值的感染是

    A. 绿脓杆菌感染　　　　　　　　B. 结核性脑膜炎

    C. 大肠杆菌所致的尿路感染　　　D. 革兰氏阴性杆菌感染的败血症

    E. 细菌性心内膜炎

6. 治疗鼠疫和兔热病的首选药是

    A. 林可霉素　　　　　　　B. 红霉素　　　　　　　　　C. 链霉素

    D. 青霉素　　　　　　　　E. 四环素

7. 可用于治疗结核分枝杆菌感染的药物是

    A. 西索米星　　　　　　　B. 新霉素　　　　　　　　　C. 妥布霉素

    D. 卡那霉素　　　　　　　E. 庆大霉素

8. 庆大霉素与羧苄西林混合静脉滴注可

    A. 降低庆大霉素抗绿脓杆菌活性　　B. 增强庆大霉素抗绿脓杆菌活性

    C. 用于耐药金黄色葡萄球菌感染　　D. 用于肺炎球菌败血症

E. 以上都不是

[B 型题]

（9~11 题共用备选答案）

A. 对静止期细菌有较强杀菌作用

B. 对繁殖期细菌有较强杀菌作用

C. 两者都是

D. 两者都不是

9. 氨基糖苷类抗生素

10. 头孢菌素类抗生素

11. 大环内酯类抗生素

（雷　娜）

第三十七章 四环素类和氯霉素类抗生素

[A 型题]

1. 胆道感染可选用
   A. 四环素   B. 土霉素   C. 氯霉素
   D. 异烟肼   E. 妥布霉素

2. 氯霉素最严重的不良反应是
   A. 消化道反应   B. 二重感染   C. 骨髓抑制
   D. 过敏反应   E. 以上都不是

3. 抗菌谱最广的一类抗生素是
   A. 氨基糖苷类   B. 大环内酯类   C. 青霉素类
   D. 四环素类   E. 头孢菌素类

4. 治疗伤寒、副伤寒的首选药是
   A. 氯霉素   B. 四环素   C. 土霉素
   D. 多西环素   E. 以上都不是

5. 可用于治疗肠内阿米巴病的抗生素是
   A. 青霉素   B. 土霉素   C. 链霉素
   D. 头孢氨苄   E. 大观霉素

6. 抗菌作用最强的四环素类药物是
   A. 四环素   B. 地美环素（去甲金霉素）
   C. 土霉素   D. 多西环素
   E. 米诺环素

7. 治疗立克次体所致斑疹伤寒宜首选
   A. 青霉素   B. 四环素   C. 磺胺嘧啶
   D. 链霉素   E. 卡那霉素

8. 对青霉素过敏的细菌性脑膜炎患者，可选用
   A. 卡那霉素   B. 氯霉素   C. 多黏菌素
   D. 头孢氨苄   E. 大观霉素

[X 型题]

9. 影响四环素吸收的因素有
   A. 与氢氧化铝、三硅酸镁同服   B. 与铁剂同服
   C. 饭后服用   D. 每次口服剂量超过 0.5 g
   E. 与维生素 B_1 同服

10. 四环素的不良反应有

A. 胃肠道反应   B. 二重感染

C. 骨髓抑制   D. 影响骨和牙齿的生长

E. 大剂量可损害肝脏

11. 氯霉素的主要不良反应有

A. 二重感染   B. 出血倾向

C. 灰婴综合征   D. 可逆性血细胞减少

E. 不可逆的再生障碍性贫血

（雷　娜）

第三十八章　人工合成抗菌药

[A 型题]

1. 治疗烧伤面绿脓杆菌感染宜选用

　　A. 青霉素 G　　　　　　　　　　　B. 磺胺嘧啶

　　C. 四环素　　　　　　　　　　　　D. 磺胺嘧啶银（SD－Ag）

　　E. 磺胺对甲氧嘧啶（SMD）

2. 治疗和预防流行性脑脊髓膜炎可首选

　　A. 磺胺嘧啶银　　　　B. 磺胺嘧啶　　　　C. 四环素

　　D. 链霉素　　　　　　E. 磺胺对甲氧嘧啶

3. 喹诺酮类药物的抗菌作用机制是

　　A. 抑制敏感菌的二氢叶酸还原酶　　　　B. 抑制敏感菌二氢叶酸合成酶

　　C. 改变细菌细胞膜通透性　　　　　　　D. 抑制细菌 DNA 回旋酶

　　E. 以上都不是

4. 体外抗菌活性最强的喹诺酮类药物是

　　A. 依诺沙星　　　　　B. 氧氟沙星　　　　C. 环丙沙星

　　D. 吡哌酸　　　　　　E. 洛美沙星

5. 体内抗菌活性最强的喹诺酮类药物是

　　A. 诺氟沙星　　　　　B. 氧氟沙星　　　　C. 依诺沙星

　　D. 环丙沙星　　　　　E. 氟罗沙星

6. 磺胺类药物的抗菌机制是

　　A. 抑制敏感菌的二氢叶酸合成酶　　　B. 抑制敏感菌的二氢叶酸还原酶

　　C. 破坏细菌细胞壁　　　　　　　　　D. 增强机体免疫功能

　　E. 改变细菌细胞膜通透性

7. 甲氧苄啶的主要不良反应是

　　A. 肾脏损害　　　　　B. 肝脏损害　　　　C. 叶酸缺乏

　　D. 变态反应　　　　　E. 消化道反应

8. 喹诺酮类药物的抗菌谱不包括

　　A. 大肠杆菌和绿脓杆菌

　　B. 金黄色葡萄球菌和产酶金黄色葡萄球菌

　　C. 结核分枝杆菌和厌氧杆菌

　　D. 支原体和衣原体

　　E. 立克次体和螺旋体

9. 磺胺类药物的抗菌谱不包括

    A. 革兰氏阳性菌　　　　　　　　　　B. 革兰氏阴性菌

    C. 支原体　　　　　　　　　　　　　D. 衣原体

    E. 疟原虫

[B 型题]

(10 ~ 12 题共用备选答案)

    A. 磺胺异噁唑　　　　　　　　　　　B. 磺胺嘧啶和磺胺甲噁唑

    C. 磺胺多辛和磺胺甲氧嘧啶　　　　　D. 柳氮磺吡啶

    E. 磺胺嘧啶银、磺胺米隆（SML）、磺胺醋酰（SA）

10. 用于全身感染的中效磺胺类药是

11. 用于肠道感染的磺胺类药是

12. 外用磺胺类药是

（雷　娜）

第三十九章 抗结核病药

[A 型题]

1. 抗结核分枝杆菌作用强，能渗透入细胞内、干酪样病灶及淋巴结杀灭结核分枝杆菌的药物是

    A. 链霉素　　　　　　　　　　B. 对氨基水杨酸（PAS）

    C. 乙胺丁醇　　　　　　　　　　D. 异烟肼（雷米封）

    E. 以上都不是

2. 可产生球后视神经炎的抗结核药是

    A. 乙胺丁醇　　　　　B. 利福平　　　　　　　C. PAS

    D. 异烟肼　　　　　　E. 以上都不是

3. 抗结核分枝杆菌作用弱，但可延缓细菌产生耐药性，常与其他抗结核药合用的是

    A. 异烟肼　　　　　　B. 利福平　　　　　　　C. 链霉素

    D. PAS　　　　　　　E. 庆大霉素

4. 为防治使用异烟肼引起的周围神经炎，可选用

    A. 维生素 B_6　　　　B. 维生素 B_1　　　　C. 维生素 C

    D. 维生素 A　　　　　E. 维生素 E

5. 作为抗结核的一线药，下列正确的是

    A. 异烟肼、利福平、链霉素　　　　B. 异烟肼、利福平、氨硫脲

    C. 异烟肼、链霉素、对氨基水杨酸　　D. 异烟肼、乙胺丁醇、环丝氨酸

    E. 异烟肼、链霉素、卡那霉素

6. 各种类型结核病的首选药是

    A. 链霉素　　　　　　B. 利福平　　　　　　　C. 异烟肼

    D. 乙胺丁醇　　　　　E. 吡嗪酰胺

7. 有关异烟肼抗结核作用的叙述，错误的是

    A. 对结核分枝杆菌有高度选择性　　　B. 抗结核作用强大

    C. 穿透力强，易进入细胞内　　　　　D. 有杀菌作用

    E. 结核分枝杆菌对其不易产生耐药性

8. 可作为结核病预防应用的药物是

    A. 异烟肼　　　　　　B. 利福平　　　　　　　C. 链霉素

    D. PAS　　　　　　　E. 乙胺丁醇

[B 型题]

（9~10 题共用备选答案）

    A. 异烟肼　　　　　　B. 乙胺丁醇　　　　　　C. 利福平

D. 吡嗪酰胺   E. 以上都不是

9. 服用期间可使尿、粪、泪液、痰等呈橘红色的是

10. 乙酰化速率个体差异大的是

[X 型题]

11. 异烟肼的抗结核作用特点有

    A. 抑制分枝菌酸的合成   B. 疗效高、毒性小

    C. 可杀灭结核分枝杆菌，抗菌力强   D. 单用不易产生耐药性

    E. 与其他抗结核病药无交叉耐药性

12. 异烟肼的不良反应有

    A. 周围神经炎   B. 中毒性脑病

    C. 中毒性精神病   D. 肝毒性

    E. 肾毒性

13. 可出现肝功能损害的抗结核病药有

    A. 吡嗪酰胺   B. 乙胺丁醇   C. 链霉素

    D. 异烟肼   E. 利福平

14. 抗结核病新的药物治疗方案的优点有

    A. 治愈率高   B. 复发率低   C. 耐药菌少

    D. 疗程短   E. 安全性高

（雷　娜）

第四十章　抗真菌药和抗病毒药

[A型题]

1. 对甲癣必须口服才有效的药是

 A. 酮康唑   B. 两性霉素 B   C. 克霉唑

 D. 灰黄霉素   E. 以上都不是

2. 制霉菌素的抗真菌作用特点是

 A. 属多烯类抗生素，对阴道滴虫也有效，因毒性大，故主要供局部用药，也可口服

 B. 为深部真菌感染的首选药

 C. 抗浅表真菌药，外用治疗各种癣病

 D. 抗浅表真菌药，治疗头癣效果最佳，口服有效

 E. 以上都不是

3. 灰黄霉素的抗真菌作用特点是

 A. 广谱抗真菌药，对阴道滴虫也有效，因毒性较大，故主要供外用

 B. 为深部真菌感染的首选药

 C. 抗浅表真菌药，外用有效

 D. 抗浅表真菌药，治疗头癣效果好，口服有效

 E. 以上都不是

4. 碘苷主要用于

 A. 结核病   B. 疟疾

 C. DNA 病毒感染   D. 白色念珠菌感染

 E. 革兰氏阳性菌感染

5. 仅对浅表真菌感染有效的抗真菌药是

 A. 制霉菌素   B. 灰黄霉素   C. 两性霉素 B

 D. 克霉唑   E. 酮康唑

6. 对浅表和深部真菌感染都有较好疗效的药物是

 A. 酮康唑   B. 灰黄霉素   C. 两性霉素 B

 D. 制霉菌素   E. 氟胞嘧啶

7. 不良反应最小的唑类抗真菌药是

 A. 克霉唑   B. 咪康唑   C. 酮康唑

 D. 氟康唑   E. 以上都不是

8. 金刚烷胺能特异性抑制哪种病毒感染

 A. 甲型流感病毒   B. 乙型流感病毒

C. 麻疹病毒 D. 腮腺炎病毒

E. 单纯疱疹病毒

9. 兼有抗震颤麻痹作用的抗病毒药是

A. 碘苷 B. 阿昔洛韦 C. 阿糖腺苷

D. 利巴韦林 E. 金刚烷胺

[B 型题]

（10~14 题共用备选答案）

A. 金刚烷胺 B. 碘苷 C. 阿昔洛韦

D. 阿糖腺苷 E. 利巴韦林

10. 又名病毒唑的药物是

11. 又名疱疹净的药物是

12. 又名无环鸟苷的药物是

13. 阻止病毒穿入宿主细胞并抑制其复制而抗病毒的药物是

14. 抑制 DNA 复制而抑制 DNA 病毒生长，但对 RNA 病毒无效的药物是

（雷　娜）

第四十一章 抗寄生虫药

[A 型题]

1. 能治愈恶性疟的药物是
　　A. 伯氨喹　　　　　　　　　B. 氯喹　　　　　　　　　C. 乙胺嘧啶
　　D. 周效磺胺　　　　　　　　E. 氨苯砜

2. 控制疟疾症状发作的最佳药物是
　　A. 伯氨喹　　　　　　　　　B. 氯喹　　　　　　　　　C. 奎宁
　　D. 乙胺嘧啶　　　　　　　　E. 青蒿素

3. 主要用于控制良性疟复发和传播的药物是
　　A. 伯氨喹　　　　　　　　　B. 氯喹　　　　　　　　　C. 奎宁
　　D. 乙胺丁醇　　　　　　　　E. 青蒿素

4. 根治良性疟最好选用
　　A. 伯氨喹 + 乙胺嘧啶　　　　　　　　　B. 伯氨喹 + 氯喹
　　C. 氯喹 + 乙胺嘧啶　　　　　　　　　　D. 青蒿素 + 乙胺嘧啶
　　E. 伯氨喹 + 奎宁

5. 进入疟区时作为病因性预防的常规用药是
　　A. 伯氨喹　　　　　　　　　B. 氯喹　　　　　　　　　C. 乙胺嘧啶
　　D. 周效磺胺　　　　　　　　E. 奎宁

6. 治疗肠外阿米巴病常首选
　　A. 甲硝唑　　　　　　　　　B. 喹碘仿　　　　　　　　C. 巴龙霉素
　　D. 依米丁　　　　　　　　　E. 氯喹

7. 治疗肠内外阿米巴病常首选
　　A. 甲硝唑　　　　　　　　　B. 喹碘仿　　　　　　　　C. 巴龙霉素
　　D. 依米丁　　　　　　　　　E. 氯喹

8. 治疗阴道滴虫病的首选药是
　　A. 乙酰肿胺　　　　　　　　B. 氯喹　　　　　　　　　C. 吡喹酮
　　D. 甲硝唑　　　　　　　　　E. 乙胺嗪

9. 能使虫体神经 – 肌肉去极化，导致虫体痉挛和麻痹的药物是
　　A. 哌嗪　　　　　　　　　　B. 左旋咪唑　　　　　　　C. 噻嘧啶
　　D. 槟榔　　　　　　　　　　E. 甲苯咪唑（甲苯达唑）

10. 治疗鞭虫感染的首选药是
　　A. 甲苯咪唑　　　　　　　　B. 哌嗪　　　　　　　　　C. 噻嘧啶
　　D. 槟榔　　　　　　　　　　E. 左旋咪唑

11. 治疗绦虫病的首选药是
    A. 槟榔   B. 南瓜子   C. 氯硝柳胺
    D. 吡喹酮   E. 左旋咪唑

12. 治疗蛲虫感染的首选药是
    A. 哌嗪   B. 左旋咪唑   C. 噻嘧啶
    D. 槟榔   E. 阿苯达唑

13. 治疗钩虫感染的首选药是
    A. 哌嗪   B. 左旋咪唑   C. 噻嘧啶
    D. 槟榔   E. 甲苯咪唑

（雷　娜）

第四十二章　抗恶性肿瘤药

[A 型题]

1. 甲氨蝶呤是常用的抗恶性肿瘤药，为减轻其骨髓抑制毒性反应，保护正常骨髓，常与下列哪种药合用

    A. 叶酸　　　　　　　　　B. 维生素 B_{12}　　　　　　C. 碳酸氢钠

    D. 巯乙磺酸钠　　　　　　E. 甲酰四氢叶酸钙

2. 阿糖胞苷抗恶性肿瘤的作用机制是因其为

    A. 二氢叶酸还原酶抑制剂　　　　　　B. 胸苷酸合成酶抑制剂

    C. 嘌呤核苷酸互变抑制剂　　　　　　D. 核苷酸还原酶抑制剂

    E. DNA 多聚酶抑制剂

3. 下列抗恶性肿瘤药物的作用机制为干扰核蛋白体功能的是

    A. 长春新碱　　　　　　　　　　　　B. 紫杉醇

    C. 三尖杉生物碱　　　　　　　　　　D. 左旋门冬酰胺酶

    E. 长春新碱

4. 下列抗恶性肿瘤药物的作用机制为影响氨基酸供应的是

    A. 甲氨蝶呤　　　　　　　B. 长春新碱　　　　　　　　C. 环磷酰胺

    D. 左旋门冬酰胺酶　　　　E. 柔红霉素

5. 5 – 氟尿嘧啶可作为下列哪种肿瘤的临床基本用药

    A. 消化道肿瘤　　　　　　　　　　　B. 急性淋巴细胞白血病

    C. 慢性粒细胞白血病　　　　　　　　D. 绒毛膜上皮癌

    E. 恶性黑色素瘤

6. 氮芥抗恶性肿瘤的主要作用机制是

    A. 与两个胸嘧啶交叉联结　　　　　　B. 与两个胞嘧啶交叉联结

    C. 与两个腺嘌呤交叉联结　　　　　　D. 与两个鸟嘌呤交叉联结

    E. 与一个胸嘧啶和一个腺嘌呤交叉联结

7. 环磷酰胺对哪种恶性肿瘤疗效显著

    A. 多发性骨髓瘤　　　　　　　　　　B. 急性淋巴细胞白血病

    C. 卵巢癌　　　　　　　　　　　　　D. 乳腺癌

    E. 恶性淋巴瘤

8. 对儿童急性淋巴细胞白血病，下列抗恶性肿瘤药物中疗效好、见效快的是

    A. 6 – 巯基嘌呤　　　　　　B. 阿糖胞苷　　　　　　　　C. 长春新碱

    D. 环磷酰胺　　　　　　　E. 丝裂霉素

9. 恶性肿瘤化疗后易复发的原因是
    A. G_1 期细胞对抗癌药不敏感   B. S 期细胞对抗癌药不敏感
    C. G_2 期细胞对抗癌药不敏感   D. M 期细胞对抗癌药不敏感
    E. G_0 期细胞对抗癌药不敏感

10. 白消安最适用于
    A. 急性粒细胞白血病   B. 慢性粒细胞白血病
    C. 急性淋巴细胞白血病   D. 慢性淋巴细胞白血病
    E. 恶性淋巴瘤

（朱志凯）

模拟试卷

试卷（一）

一、选择题

[A 型题]

1. 药物的血浆半衰期是指
   - A. 药物被机体吸收一半所需时间
   - B. 药物在体内消除一半所需时间
   - C. 药效在体内减弱一半所需时间
   - D. 药物在血浆中浓度下降一半所需时间
   - E. 药物与血浆蛋白结合率下降一半所需时间

2. 当重复多次应用某种药物后，机体对该药的敏感性下降称为
   - A. 耐受性
   - B. 习惯性
   - C. 依赖性
   - D. 耐药性
   - E. 成瘾性

3. β₂受体分布于
   - A. 心脏
   - B. 支气管和血管平滑肌
   - C. 胃肠道括约肌
   - D. 瞳孔开大肌
   - E. 皮肤

4. 毛果芸香碱对眼睛的作用是
   - A. 缩瞳、升高眼内压、调节痉挛
   - B. 扩瞳、升高眼内压、调节痉挛
   - C. 缩瞳、降低眼内压、调节痉挛
   - D. 缩瞳、降低眼内压、调节麻痹
   - E. 缩瞳、升高眼内压、调节麻痹

5. 治疗术后腹胀、尿潴留宜选
   - A. 毒扁豆碱
   - B. 毛果芸香碱
   - C. 新斯的明
   - D. 酚妥拉明
   - E. 酚苄明

6. 治疗内脏绞痛的药物是
   - A. 新斯的明
   - B. 654-2
   - C. 毛果芸香碱
   - D. 解磷定
   - E. 肾上腺素

7. 有中枢抑制作用的 M 受体阻断药是
   - A. 阿托品
   - B. 山莨菪碱
   - C. 东莨菪碱
   - D. 毒扁豆碱
   - E. 新斯的明

8. "肾上腺素升压效应的翻转"是指

   A. 预先给予β受体阻断药，再用肾上腺素后，出现升压效应

   B. 预先给予α受体阻断药，再用肾上腺素后，出现降压效应

   C. 肾上腺素具有α受体激动效应

   D. 收缩压上升，舒张压不变或下降

   E. 由于升高血压，对脑血管的被动扩张作用

9. 治疗过敏性休克宜首选

   A. 去甲肾上腺素   B. 肾上腺素

   C. 异丙肾上腺素   D. 多巴胺

   E. 麻黄碱

10. 具有明显扩张肾血管、增加肾血流量的药物是

   A. 肾上腺素   B. 间羟胺   C. 麻黄碱

   D. 多巴胺   E. 去甲肾上腺素

11. 肾上腺素升压作用可被下列哪类药物所翻转

   A. M 受体阻断药   B. N 受体阻断药

   C. β 受体阻断药   D. α 受体阻断药

   E. α、β 受体阻断药

12. 不是阻断 α 受体的药物是

   A. 酚妥拉明   B. 氯丙嗪   C. 妥拉唑啉

   D. 酚苄明   E. 多巴胺

13. 普鲁卡因不宜用于

   A. 表面麻醉   B. 传导麻醉

   C. 硬膜外麻醉   D. 蛛网膜下腔麻醉

   E. 浸润麻醉

14. 局部麻醉药的作用机制是

   A. 阻滞 K^+ 内流   B. 阻滞 K^+ 外流

   C. 阻滞 Ca^{2+} 内流   D. 阻滞 Cl^- 内流

   E. 阻滞 Na^+ 内流

15. 临床上最常用的镇静催眠药为

   A. 苯二氮䓬类   B. 水合氯醛   C. 左匹克隆

   D. 甲丙氨酯   E. 巴比妥类

16. 苯妥英钠抗癫痫作用的机制是

   A. 加速 Na^+、Ca^{2+} 内流

   B. 稳定膜电位，阻止癫痫病灶异常放电的扩散

   C. 抑制癫痫病灶向周围高频放电

   D. 高浓度时可激活神经末梢对 GABA 的摄取

E. 以上均不是

17. 左旋多巴对何种药物引起的锥体外系不良反应无效

    A. 丙咪嗪   B. 尼可刹米   C. 氯丙嗪

    D. 地西泮   E. 扑米酮

18. 氯丙嗪引起低血压状态时，应选用

    A. 去甲肾上腺素   B. 多巴胺   C. 肾上腺素

    D. 异丙肾上腺素   E. 麻黄碱

19. 长期应用氯丙嗪治疗精神病，最常见的副作用是

    A. 体位性低血压   B. 过敏反应

    C. 锥体外系反应   D. 内分泌障碍

    E. 消化系统症状

20. 碳酸锂主要用于治疗

    A. 焦虑症   B. 精神分裂症   C. 抑郁症

    D. 躁狂症   E. 帕金森综合征

21. 阿片受体拮抗剂为

    A. 哌替啶   B. 二氢埃托啡   C. 吗啡

    D. 纳洛酮   E. 曲马多

22. 哌替啶的作用特点是

    A. 作用持续时间较吗啡长   B. 成瘾性比吗啡小

    C. 镇痛作用较吗啡强   D. 等效镇痛剂量抑制呼吸作用弱

    E. 大剂量也不引起支气管平滑肌收缩

23. 解热镇痛抗炎药的镇痛作用机制为

    A. 抑制中枢 PG 合成   B. 主要是抑制炎症部位 PG 的合成

    C. 抑制中枢 IL－1 合成   D. 抑制外周 IL－1 合成

    E. 以上都不是

24. 不用于治疗风湿性关节炎的药物是

    A. 阿司匹林   B. 对乙酰氨基酚   C. 布洛芬

    D. 吲哚美辛   E. 保泰松

25. 可预防阿司匹林引起的凝血障碍的药物为

    A. 维生素 A   B. 维生素 B_1 C. 维生素 B_2 D. 维生素 E   E. 维生素 K

26. 阿司匹林用于预防脑血栓时，宜采用的给药方法为

    A. 小剂量短疗程   B. 小剂量长疗程

    C. 大剂量短疗程   D. 大剂量长疗程

    E. C 和 D

27. 呋塞米的利尿作用是由于其能

    A. 抑制肾稀释功能   B. 抑制肾浓缩功能

C. 抑制尿酸的排泄　　　　　　　　　　　　D. 抑制肾浓缩和稀释功能

E. 抑制 Ca^{2+}、Mg^{2+} 的重吸收

28. 高血压伴有糖尿病的患者不宜选用

    A. 氢氯噻嗪　　　　　　　　B. 卡托普利　　　　　　　　C. 美加明

    D. 可乐定　　　　　　　　　E. 肼屈嗪

29. 卡托普利的降压机制不包括

    A. 抑制整体肾素 – 血管紧张素系统（RAS）的血管紧张素Ⅱ形成

    B. 抑制局部组织中肾素 – 血管紧张素系统（RAS），减少血管紧张素Ⅱ的形成

    C. 促进组胺的释放

    D. 减少缓激肽的降解

    E. 促进前列腺素的合成

30. 伴有慢性肾衰竭的高血压患者应选用

    A. 卡托普利　　　　　　　　B. 呋塞米　　　　　　　　　C. 可乐定

    D. 硝苯地平　　　　　　　　E. 螺内酯

31. 地高辛正性肌力的作用机制是

    A. 激活心肌细胞膜的 $Na^+ - K^+ - ATP$ 酶　　　　B. 促进去甲肾上腺素的释放

    C. 减慢房室传导　　　　　　　　　　　　　　　　D. 缩短心肌细胞的有效不应期

    E. 抑制心肌细胞膜的 $Na^+ - K^+ - ATP$ 酶活性

32. 地高辛中毒与下列哪种离子变化有关

    A. 心肌细胞内 K^+ 浓度过低

    B. 心肌细胞内 Na^+ 浓度过低

    C. 心肌细胞内 Ca^{2+} 浓度过高，K^+ 浓度过低

    D. 心肌细胞内 Ca^{2+} 浓度过低

    E. 心肌细胞内 K^+ 过高，Ca^{2+} 过低

33. 具有正性肌力作用，并可降低衰竭心脏耗氧量的药物是

    A. 肾上腺素　　　　　　　　B. 多巴胺　　　　　　　　　C. 地高辛

    D. 异丙肾上腺素　　　　　　E. 麻黄碱

34. 下列哪项不是硝酸甘油的不良反应

    A. 心率加快　　　　　　　　B. 搏动性头痛　　　　　　　C. 眼压升高

    D. 体位性低血压　　　　　　E. 支气管哮喘

35. 患者，女，58 岁，由于过度兴奋而突发心绞痛。请问使用下列哪种药物效果最好

    A. 口服盐酸普鲁卡因胺　　　　　　　　　　B. 舌下含服硝酸甘油

    C. 注射盐酸利多卡因　　　　　　　　　　　D. 口服硫酸奎尼丁

    E. 注射苯妥英钠

36. 治疗窦性心动过速宜选用

    A. 苯妥英钠　　　　　　　B. 奎尼丁　　　　　　　　C. 普萘洛尔

    D. 氟卡尼　　　　　　　　E. 利多卡因

37. 选择性延长复极过程的药物是

    A. 奎尼丁　　　　　　　　B. 利多卡因　　　　　　　C. 地尔硫䓬

    D. 胺碘酮　　　　　　　　E. 普萘洛尔

38. 治疗慢性失血性贫血宜选用

    A. 维生素 B_{12}　　　　　B. 叶酸　　　　　　　　　C. 铁剂

    D. 维生素 C　　　　　　　E. 甲酰四氢叶酸钙

39. 治疗肝素过量引起的自发性出血宜选用

    A. 鱼精蛋白　　　　　　　　　　　　B. 维生素 K

    C. 垂体后叶素　　　　　　　　　　　D. 氨甲苯酸

    E. 右旋糖酐

40. 治疗甲氨蝶呤所致的巨幼红细胞性贫血应选用

    A. 叶酸　　　　　　　　　B. 维生素 B_{12}　　　　　C. 铁剂

    D. 右旋糖酐　　　　　　　E. 甲酰四氢叶酸钙

41. 预防过敏性哮喘宜选用

    A. 麻黄碱　　　　　　　　B. 氨茶碱　　　　　　　　C. 色甘酸钠

    D. 沙丁胺醇　　　　　　　E. 肾上腺素

42. 缩宫素兴奋子宫平滑肌的作用机制是

    A. 直接兴奋子宫平滑肌　　　　　　　B. 作用于缩宫素受体

    C. 激动 M 受体　　　　　　　　　　　D. 激动 H 受体

    E. 阻断 β 受体

43. 西咪替丁治疗十二指肠溃疡的机制是

    A. 中和过多的胃酸　　　　　　　　　B. 抑制 H^+ 泵

    C. 阻断 H_1 受体　　　　　　　　　　D. 阻断 H_2 受体

    E. 阻断 M 受体

44. 下列属于无镇静作用的 H_1 受体阻断药的是

    A. 苯海拉明　　　　　　　B. 异丙嗪　　　　　　　　C. 氯苯那敏

    D. 阿司咪唑　　　　　　　E. 曲吡那敏（吡苄明）

45. 糖皮质激素对血液和造血系统的作用是

    A. 使血小板减少　　　　　　　　　　B. 使红细胞与血红蛋白减少

    C. 使中性粒细胞减少　　　　　　　　D. 刺激骨髓造血功能

    E. 对肾上腺皮质功能亢进者使淋巴细胞增加

46. 副作用是由于

    A. 药物剂量过大而引起的　　　　　　B. 用药时间过长而引起的

C. 过敏体质而引起的　　　　　　　　　　　　D. 机体生化机制的异常所致

E. 药物作用选择性低、作用较广而引起的

47. 治疗指数是

A. ED_{99}/LD_{50}　B. LD_5/ED_{95}　　C. LD_5/ED_{95}　　D. LD_1/ED_{99}　　E. LD_{50}/ED_{50}

48. 给某患者服用一种催眠药，经测定其血浆浓度为 16 mg/mL，已知该药的半衰期为 4 小时。当患者醒过来时，血药浓度为 2 mg/mL。试问该患者大约睡了多长时间

A. 4 小时　　　　B. 8 小时　　　　C. 12 小时　　　D. 16 小时　　　E. 20 小时

49. 严重肝病时不宜选用

A. 曲安西龙　　　　　　　　　　　　　　B. 泼尼松

C. 氢化可的松　　　　　　　　　　　　　D. 倍他米松

E. 地塞米松

50. 治疗呆小病的主要药物是

A. 甲状腺素　　　　　　　　　　　　　　B. 卡比马唑

C. 丙硫氧嘧啶　　　　　　　　　　　　　D. 他巴唑

E. 小剂量碘剂

51. 丙硫氧嘧啶治疗甲状腺功能亢进的严重不良反应是

A. 药疹　　　　　　　　　　　　　　　　B. 瘙痒

C. 粒细胞缺乏　　　　　　　　　　　　　D. 关节痛

E. 咽痛、喉水肿

52. 糖尿病患者手术时宜选用正规胰岛素治疗的理由是其可以

A. 改善脂肪代谢　　　　　　　　　　　　B. 改善糖代谢

C. 改善蛋白质代谢　　　　　　　　　　　D. 避免胰岛素耐受性

E. 防止和纠正代谢紊乱恶化

53. 治疗急性扁桃体炎宜选用

A. 庆大霉素　　　　　　B. 青霉素 G　　　　　　　　C. 四环素

D. 红霉素　　　　　　　E. 链霉素

54. 链霉素过敏性休克宜首选

A. 肾上腺素　　　　　　B. 异丙肾上腺素　　　　　　C. 地塞米松

D. 氯化钙　　　　　　　E. 去甲肾上腺素

55. 氯霉素的主要不良反应是

A. 过敏性休克　　　　　　　　　　　　　B. 抑制骨髓造血功能

C. 肾毒性　　　　　　　　　　　　　　　D. 损害听神经

E. 急性毒性反应

56. 头孢菌素类抗生素的抗菌作用机制是

A. 二氢叶酸还原酶　　　　　　　　　　　B. 移位酶

C. 核蛋白 50S 亚基   D. 二氢叶酸合成酶

E. 抑制细菌细胞壁

57. 下列哪种药物与速尿合用可增强耳毒性

 A. 头孢菌素   B. 氨基糖苷类   C. 氯霉素

 D. 四环素   E. 氨苄西林

58. 治疗支原体肺炎首选的药物是

 A. 红霉素   B. 吡哌酸   C. 土霉素

 D. 对氨基水杨酸   E. 异烟肼

59. 下列宜口服应用的抗生素是

 A. 哌拉西林   B. 阿莫西林   C. 头孢哌酮

 D. 青霉素 G   E. 头孢曲松

60. 庆大霉素与速尿合用时可引起

 A. 抗菌作用增强   B. 肾毒性加重

 C. 耳毒性加重   D. 利尿作用增强

 E. 肾毒性减轻

61. 治疗立克次体引起的斑疹伤寒的药物是

 A. 氧氟沙星   B. 红霉素   C. 四环素

 D. 磺胺嘧啶   E. 青霉素

62. 可引起幼儿牙釉质发育不良和黄染的药物是

 A. 青霉素   B. 红霉素   C. 林可霉素

 D. 四环素   E. 庆大霉素

63. 氨基糖苷类药物中过敏性休克发生率最高的是

 A. 卡那霉素   B. 链霉素   C. 妥布霉素

 D. 庆大霉素   E. 新霉素

64. 氯霉素服用过程中应定期检查血常规是因为其最易引起

 A. 红细胞下降   B. 红细胞增加

 C. 白细胞下降   D. 血红蛋白下降

 E. 血小板下降

65. 主要用于伤寒、副伤寒治疗的青霉素类药是

 A. 羧苄西林   B. 氨苄西林   C. 哌拉西林

 D. 苯唑西林   E. 青霉素 G

66. 喹诺酮类抗生素主要的抗菌作用机制是

 A. 抑制敏感菌二氢叶酸还原酶   B. 改变细菌细胞膜通透性

 C. 抑制敏感菌二氢叶酸合成酶   D. 抑制细菌 DNA 回旋酶

 E. 以上都不是

67. 磺胺类药物的抗菌机制是

　　A. 抑制敏感菌二氢叶酸合成酶　　　　　　　B. 抑制敏感菌二氢叶酸还原酶

　　C. 增强机体免疫功能　　　　　　　　　　　D. 破坏细菌细胞壁

　　E. 改变细菌细胞膜通透性

68. 可能影响胎儿和婴儿软骨发育，孕妇及哺乳期妇女不宜应用的药物是

　　A. 大环内酯类　　　　　　B. 喹诺酮类　　　　　　　C. TMP

　　D. 硝基呋喃类　　　　　　E. 磺胺类

69. 对疱疹病毒有效的药物为

　　A. 阿昔洛韦　　　　　　　B. 金刚烷胺　　　　　　　C. 碘苷

　　D. 环磷酰胺　　　　　　　E. 灰黄霉素

70. 下列属于广谱抗生素的抗结核药物是

　　A. 异烟肼　　　　　　　　B. PAS　　　　　　　　　C. 链霉素

　　D. 利福平　　　　　　　　E. 乙胺丁醇

[X 型题]

71. 糖皮质激素对血液系统有哪些影响

　　A. 增加红细胞　　　　　　　　　　　　　　B. 减少中性粒细胞

　　C. 增加血红蛋白　　　　　　　　　　　　　D. 减少淋巴细胞

　　E. 增加血小板

72. 糖皮质激素禁用于

　　A. 严重高血压　　　　　　　　　　　　　　B. 糖尿病

　　C. 严重精神病　　　　　　　　　　　　　　D. 骨质疏松

　　E. 消化性溃疡

73. 硝酸甘油可用于治疗

　　A. 变异型心绞痛　　　　　　　　　　　　　B. 不稳定型心绞痛

　　C. 稳定型心绞痛　　　　　　　　　　　　　D. 顽固性心力衰竭

　　E. 急性心肌梗死

74. 硝酸甘油的不良反应包括

　　A. 搏动性头痛　　　　　　　　　　　　　　B. 体位性低血压及晕厥

　　C. 眼内压升高　　　　　　　　　　　　　　D. 心率加快

　　E. 面颊部皮肤发红

75. 强心苷的临床应用有

　　A. 心房颤动　　　　　　　　　　　　　　　B. 心房扑动

　　C. 慢性心功能不全　　　　　　　　　　　　D. 室性心动过速

　　E. 心室颤动

76. 抗高血压药的合理应用原则包括

　　A. 根据高血压程度选药　　　　　　　　　　B. 根据病情特点选药

C. 可采用联合用药 D. 避免降压过快、过强

E. 用药应个体化

77. 吗啡的临床应用包括

    A. 镇痛 B. 镇咳 C. 止泻

    D. 心源性哮喘 E. 扩瞳

78. 氯丙嗪的锥体外系反应有

    A. 急性肌张力障碍 B. 体位性低血压

    C. 静坐不能 D. 帕金森综合征

    E. 迟发性运动障碍

79. 苯二氮䓬类的药理作用有

    A. 抗焦虑 B. 镇静、催眠

    C. 抗惊厥、抗癫痫 D. 中枢性肌肉松弛作用

    E. 麻醉前给药

80. 阿托品临床可用于

    A. 胃肠绞痛 B. 快速型心律失常

    C. 有机磷酸酯类中毒 D. 手术麻醉前给药

    E. 窦性心动过缓

二、问答题

81. 试述青霉素的抗菌作用、临床用途、不良反应及其防治。

82. 简述强心苷的作用机制。

试卷（二）

一、选择题

[A 型题]

1. 与剂量无关的不良反应是

    A. 副作用 B. 停药反应 C. 变态反应

    D. 后遗效应 E. 毒性反应

2. 治疗重症肌无力应选用

    A. 新斯的明 B. 毒扁豆碱 C. 毛果芸香碱

    D. 烟碱 E. 阿托品

3. 局部麻醉药的作用原理是抑制

    A. Na^+ 内流 B. Ca^{2+} 内流 C. K^+ 内流

    D. Cl^- 内流 E. 以上都不对

4. 甲氨蝶呤所致的巨幼红细胞性贫血宜用

    A. 叶酸   B. 甲酰四氢叶酸   C. 硫酸亚铁

    D. 维生素 B_{12} E. 维生素 K

5. 长期应用抗菌药物致使致病菌对该药的敏感性下降，称为

    A. 耐受性   B. 耐药性   C. 后遗作用

    D. 继发反应   E. 习惯性

6. 治疗青光眼的药物是

    A. 后马托品   B. 毛果芸香碱   C. 丙胺太林

    D. 哌仑西平   E. 托吡卡胺

7. 癫痫大发作合并小发作治疗的首选药是

    A. 卡马西平   B. 丙戊酸钠   C. 地西泮

    D. 乙琥胺   E. 苯巴比妥

8. 解热镇痛抗炎药的作用机制是

    A. 抑制多巴脱羧酶   B. 抑制 COX

    C. 抑制 PLA_2 D. 抑制 ACE

    E. 抑制 Ca^{2+} 通道

9. 治疗流行性脑脊髓膜炎的首选药是

    A. 青霉素 + SD   B. 四环素 + SD

    C. 复方新诺明   D. 复方氨酚烷胺

    E. 雷尼替丁

10. 以下属抗抑郁症药的是

    A. 苯海拉明   B. 米帕明   C. 碳酸锂

    D. 左旋多巴   E. 金刚烷胺

11. 下列哪项不是 M 受体激动的效应

    A. 腺体分泌   B. 瞳孔缩小

    C. 骨骼肌收缩   D. 心脏抑制

    E. 平滑肌收缩

12. 以下属抗躁狂症药的是

    A. 苯海拉明   B. 米帕明   C. 碳酸锂

    D. 左旋多巴   E. 金刚烷胺

13. 治疗青霉素过敏性休克宜首选

    A. 糖皮质激素   B. 肾上腺素

    C. 异丙肾上腺素   D. 去甲肾上腺素

    E. 阿托品

14. 抑制 DNA 回旋酶，使 DNA 复制受阻，导致 DNA 降解及细菌死亡的药物是

    A. 磺胺嘧啶   B. 甲氧苄啶   C. 环丙沙星

D. 利福平　　　　　　　　　E. 对氨基水杨酸

15. 糖皮质激素会使下列哪类细胞数下降

    A. 红细胞　　　　　　　　　　　B. 血小板

    C. 中性粒细胞　　　　　　　　　D. 淋巴细胞

    E. 造血干细胞

16. 会使汗液、泪液呈橘红色的药物是

    A. 异烟肼　　　　　B. 利福平　　　　　　　　C. 多潘立酮

    D. 普萘洛尔　　　　E. 多巴酚丁胺

17. 治疗胆绞痛最好选用的药物是

    A. 吗啡　　　　　　　　　　　B. 哌替啶

    C. 二氢埃托啡　　　　　　　　D. 哌替啶 + 阿托品

    E. 吲哚美辛

18. 叶酸缺乏会引起

    A. 缺铁性贫血　　　　　　　　B. 再生障碍性贫血

    C. 巨幼红细胞性贫血　　　　　D. 恶性贫血

    E. 血友病

19. 某药物进入机体后测定其表观分布容积为 5 L，表明此药物主要分布于

    A. 血浆　　　　　　B. 细胞外液　　　　　　　C. 全身体液

    D. 某一组织器官　　E. 血清

20. 既是抗病毒药，又可用于帕金森病防治的药物是

    A. 阿昔洛韦　　　　B. 利巴韦林　　　　　　　C. 金刚烷胺

    D. 齐多夫定　　　　E. 酮康唑

21. 治疗深部真菌感染的首选药是

    A. 克霉唑　　　　　B. 制霉菌素　　　　　　　C. 两性霉素 B

    D. 酮康唑　　　　　E. 伊曲康唑

22. 治疗厌氧菌感染的首选药是

    A. 青霉素　　　　　B. 四环素　　　　　　　　C. 氯霉素

    D. 甲硝唑　　　　　E. 磺胺嘧啶

23. 治疗鼠疫的首选药是

    A. 青霉素　　　　　B. 氯霉素　　　　　　　　C. 四环素

    D. 链霉素　　　　　E. 链霉素 + 庆大霉素

24. 青霉素不宜与下列哪个药物合用

    A. 链霉素　　　　　B. 庆大霉素　　　　　　　C. 头孢拉定

    D. 多黏菌素　　　　E. 四环素

25. 金黄色葡萄球菌对青霉素 G 产生抗药性的机制是

    A. 产生钝化酶　　　　　　　　　　B. 产生 β - 内酰胺酶

C. 细胞膜通透性发生改变　　　　　　　　D. 改变代谢途径

E. 菌体与药物结合点改变

26. 链霉素最严重的不良反应是

    A. 耳毒性　　　　　　　　B. 肝毒性　　　　　　　　C. 中枢抑制

    D. 胃肠道反应　　　　　　E. 二重感染

27. 红霉素最常见的不良反应是

    A. 胃肠道刺激症状　　　　B. 肝损害　　　　　　　　C. 过敏反应

    D. 肾损害　　　　　　　　E. 二重感染

28. 用于鼻黏膜充血水肿的首选药是

    A. 肾上腺素　　　　　　　　　　　　　　B. 去甲肾上腺素

    C. 麻黄碱　　　　　　　　　　　　　　　D. 异丙肾上腺素

    E. 多巴胺

29. 治疗草绿色链球菌感染引起的心内膜炎宜首选

    A. 四环素　　　　　　　　B. 糖皮质激素　　　　　　C. 红霉素

    D. 青霉素　　　　　　　　E. 庆大霉素＋氨苄西林钠

30. 硝酸甘油口服后可经门静脉进入肝，再进入体循环的药量的 10% 左右，这说明该药

    A. 活性低　　　　　　　　　　　　　　　B. 效能低

    C. 首过效应显著　　　　　　　　　　　　D. 排泄快

    E. 以上均不是

31. 治疗肝素过量所致的出血宜选用

    A. 血凝素　　　　　　　　B. 维生素 K　　　　　　　C. 氨甲苯酸

    D. 鱼精蛋白　　　　　　　E. 酚磺乙胺

32. 易影响幼儿关节发育的抗菌药是

    A. 青霉素　　　　　　　　B. 四环素　　　　　　　　C. 喹诺酮类

    D. 红霉素　　　　　　　　E. 以上皆否

33. 药物的半衰期取决于

    A. 吸收速度　　　　　　　　　　　　　　B. 消除速度

    C. 血浆蛋白结合　　　　　　　　　　　　D. 剂量

    E. 零级或一级消除动力学

34. 既可以激动 α 受体，又可以激动 β 受体，具有快速耐受性的药是

    A. 卡马西平　　　　　　　B. 丙戊酸钠　　　　　　　C. 地西泮

    D. 阿拉明　　　　　　　　E. 麻黄碱

35. 在突触间隙处 NA 作用消失的主要方式是

    A. 被 MAO 灭活　　　　　　　　　　　　B. 被胆碱酯酶破坏

    C. 被神经末梢重新摄取　　　　　　　　　D. 进入血管被带走

E. 被 COMT 灭活

36. 阿托品对眼的作用是

A. 扩瞳、升高眼内压、调节麻痹　　　　B. 扩瞳、降低眼内压、调节麻痹

C. 扩瞳、升高眼内压、调节痉挛　　　　D. 扩瞳、降低眼内压、调节痉挛

E. 缩瞳、升高眼内压、调节痉挛

37. 第一个上市的抗 HIV 病毒药是

A. 拉米夫定　　　　　　B. 金刚烷胺　　　　　　C. 齐多夫定

D. 利巴韦林　　　　　　E. 阿昔洛韦

38. 散瞳验光宜选用

A. 后马托品　　　　　　B. 酚妥拉明　　　　　　C. 多巴胺

D. 肾上腺素　　　　　　E. 异丙肾上腺素

39. 解救有机磷中毒宜选用

A. 阿托品　　　　　　　B. 碘解磷定　　　　　　C. 氯解磷定

D. 阿托品 + 碘解磷定　　E. 东莨菪碱 + 碘解磷定

40. 下列有关药物依赖性的叙述，错误的是

A. 精神依赖性又称习惯性　　　　　　B. 分为生理依赖性和精神依赖性

C. 生理依赖性又称成瘾性　　　　　　D. 生理依赖性又称心理依赖性

E. 一旦产生生理依赖性，停药后就会出现戒断症状

41. 普鲁卡因不宜用于哪种麻醉

A. 表面麻醉　　　　　　B. 浸润麻醉　　　　　　C. 传导麻醉

D. 脊椎麻醉　　　　　　E. 硬膜外麻醉

42. 新斯的明的禁忌证是

A. 青光眼　　　　　　　　　　　　　B. 重症肌无力

C. 阵发性室上性心动过速　　　　　　D. 尿潴留

E. 机械性肠梗阻

43. 可抗心律失常的局部麻醉药是

A. 丁卡因　　　　　　　B. 利多卡因　　　　　　C. 布比卡因

D. 普鲁卡因　　　　　　E. 可卡因

44. 在酸性尿液中，弱碱性药物

A. 解离多，再吸收多，排泄慢　　　　B. 解离多，再吸收多，排泄快

C. 解离多，再吸收少，排泄快　　　　D. 解离少，再吸收多，排泄慢

E. 解离多，再吸收少，排泄慢

45. 激动外周 α 受体可引起

A. 皮肤黏膜血管收缩、瞳孔缩小、胃肠括约肌扩张

B. 皮肤黏膜血管扩张、瞳孔缩小、胃肠括约肌收缩

C. 皮肤黏膜血管扩张、瞳孔扩大、胃肠括约肌收缩

    D. 皮肤黏膜血管收缩、瞳孔扩大、胃肠括约肌收缩

    E. 皮肤黏膜血管收缩、瞳孔扩大、胃肠括约肌扩张

46. 能防治硬膜外和蛛网膜下腔麻醉时引起的低血压的药是

    A. 东莨菪碱   B. 后马托品   C. 麻黄碱

    D. 新斯的明   E. DA

47. 应用后脉压明显增大的药是

    A. NA   B. 间羟胺   C. 麻黄碱

    D. 肾上腺素   E. 异丙肾上腺素

48. 用于肾上腺嗜铬细胞瘤的鉴别诊断及防治的药是

    A. 东莨菪碱   B. 噻吗洛尔   C. 酚妥拉明

    D. 新斯的明   E. 普萘洛尔

49. 缩宫素适用于

    A. 产道、胎位均正常，但宫缩乏力者   B. 产道障碍者

    C. 有头盆不称者   D. 有前置胎盘者

    E. 有剖宫产史者

50. 氯丙嗪抗精神病的作用机制是

    A. 阻断中脑 – 边缘系统和中脑 – 皮质通路的 DA 受体

    B. 阻断黑质 – 纹状体通路的 DA 受体

    C. 阻断结节 – 漏斗部的 DA 受体

    D. 阻断 M 受体

    E. 阻断 α 受体

51. 治疗窦性心动过速的首选药物是

    A. 普萘洛尔   B. 利多卡因   C. 苯妥英钠

    D. 胺碘酮   E. 普鲁卡因

52. 下列无明显中枢抑制作用的是

    A. 茶苯海明   B. 阿司咪唑   C. 苯海拉明

    D. 异丙嗪   E. 氯苯那敏

53. 下列何药可作为海洛因等阿片类毒品成瘾后的替代药物

    A. 芬太尼   B. 可待因   C. 哌替啶

    D. 美沙酮   E. 纳洛酮

54. 使用糖皮质激素治疗的患者宜采用下列何种饮食

    A. 低盐、低糖、高蛋白   B. 低盐、低糖、低蛋白

    C. 低盐、高糖、低蛋白   D. 低盐、高糖、高蛋白

    E. 高盐、高糖、高蛋白

55. 易引起灰婴综合征的抗生素是

    A. 氯霉素   B. 四环素   C. 二性霉素

D. 多黏菌素　　　　　　　E. 卡那霉素

56. 治疗支原体肺炎应首选

　　A. 青霉素　　　　　　B. 庆大霉素　　　　　C. 链霉素

　　D. 四环素　　　　　　E. 红霉素

57. 为阿片受体激动剂，且临床常用成瘾性较小的是

　　A. 吗啡　　　　　　　B. 哌替啶　　　　　　C. 镇痛新

　　D. 芬太尼　　　　　　E. 可待因

58. 治疗扁桃体炎应首选

　　A. 庆大霉素　　　　　B. 青霉素　　　　　　C. 红霉素

　　D. 四环素　　　　　　E. 链霉素

59. 既有利尿作用，又对尿崩症患者有一定作用的药物是

　　A. 呋塞米　　　　　　B. 氢氯噻嗪　　　　　C. 依他尼酸

　　D. 螺内酯　　　　　　E. 乙酰唑胺

60. 洛伐他汀的作用机制是

　　A. 升高 HDL，降低 LDL　　　　　　B. 升高 LDL，降低 HDL

　　C. 抑制 HMG－CoA 还原酶　　　　　D. 激动 HMG－CoA 还原酶

　　E. 促进胆固醇排泄

[B 型题]

(61~65 题共用备选答案)

　　A. 右旋糖酐　　　　　B. 肝素　　　　　　　C. 可的松

　　D. 硫酸亚铁　　　　　E. 叶酸

61. 治疗缺铁性贫血宜使用

62. 治疗营养性贫血宜使用

63. 治疗再生障碍性贫血宜使用

64. 治疗 DIC 宜使用

65. 扩充血容量宜使用

(66~70 题共用备选答案)

　　A. 氯丙嗪　　　　　　B. 息斯敏　　　　　　C. 雷尼替丁

　　D. 吗丁啉　　　　　　E. 苯海拉明

66. 无中枢抑制作用的 H_1 受体阻断剂是

67. 治疗十二直肠溃疡的 H_2 受体阻断剂是

68. 用于晕动病的 H_1 受体阻断剂是

69. 外周多巴胺受体阻断剂是

70. 中枢多巴胺受体阻断剂是

(71~74 题共用备选答案)

　　A. 抑制髓袢升支粗段 $Na^+－K^+－2Cl^-$ 转运体

B. 抑制远曲小管 $Na^+ - Cl^-$ 共同转运体

C. 增加远曲小管和集合管对水、Na^+ 的重吸收

D. 对抗醛固酮的作用

E. 渗透性利尿

71. 呋塞米的利尿机制是

72. 氢氯噻嗪治疗尿崩症的作用机制是

73. 螺内酯的利尿机制是

74. 甘露醇的利尿机制是

（75～76 题共用备选答案）

A. 影响细胞膜的通透性　　　　　B. 抑制细菌细胞壁的合成

C. 抑制核酸合成　　　　　　　　D. 抑制蛋白质合成的全过程

E. 影响叶酸代谢

75. β - 内酰胺类抗生素的抗菌机制是

76. 磺胺药的抗菌机制是

（77～80 题共用备选答案）

A. 奥美拉唑　　　　　　B. 氢氧化铝　　　　　　C. 哌仑西平

D. 丙谷胺　　　　　　　E. 西咪替丁

77. 组胺受体阻断剂是

78. 质子泵抑制剂是

79. 可通过阻断 M 受体而抑制胃酸分泌的药物是

80. 可阻断胃泌素受体而抑制胃酸分泌的药物是

二、问答题

81. 简述糖皮质激素类药物的作用、用途及不良反应。

82. 肾上腺素为什么是用于抢救过敏性休克的首选药？

（朱玉泉）

参考答案

第一章

1. E   2. C   3. D   4. A   5. B

第二章

1. D   2. E   3. A   4. D   5. E   6. D   7. D   8. B   9. E   10. B   11. C   12. E   13. B
14. E   15. A

第三章

1. E   2. C   3. D   4. B   5. B   6. D   7. B   8. C   9. E   10. C   11. A   12. C   13. D
14. ABE   15. ABCE

第四章

1. E   2. C   3. A   4. B   5. C   6. ABCE   7. ABD   8. ACDE

第五章

1. D   2. A   3. A   4. B   5. B   6. A   7. D   8. C   9. D   10. C

第六章

1. C   2. E   3. D   4. D   5. E   6. D   7. E   8. C   9. E   10. C   11. ABCD   12. BCD
13. ABCD   14. BCDE   15. ABCD

第七章

1. E   2. E   3. B   4. E   5. C   6. B   7. D   8. D   9. A   10. C   11. C   12. C
13. ACDE   14. ABC

第八章

1. D   2. A   3. C   4. D   5. D   6. C   7. E   8. C   9. B   10. A   11. C   12. D
13. ABCD   14. ABCDE   15. ABCDE

第九章

1. C   2. D   3. A   4. E   5. A   6. B   7. C   8. E   9. ABCD   10. ACE

第十章

1. A   2. B   3. B   4. E   5. B   6. A   7. C   8. ABCDE   9. ACDE   10. AC   11. BC

第十一章

1. D   2. A   3. D   4. B   5. C   6. C   7. C   8. A   9. CE   10. ABCDE   11. ABCDE

第十二章

1. C   2. D   3. C   4. A   5. E   6. A   7. C   8. E   9. D   10. D   11. CE   12. AE
13. ABCDE

第十三章

1. E   2. B   3. D   4. C   5. A   6. B   7. C   8. ABCD   9. ABCE   10. ABCDE

第十四章

1. B   2. D   3. E   4. D   5. B   6. D   7. D   8. B   9. B   10. D   11. BCD   12. ABCDE
13. ABCE   14. ABCDE   15. ACDE

第十五章

1. D   2. D   3. C   4. B   5. B   6. E   7. C   8. ABCD   9. ACDE   10. BCD

第十六章

1. D   2. B   3. C   4. B   5. B   6. D   7. D   8. C   9. B   10. A   11. ACDE
12. ABCDE   13. ABCDE

第十七章

1. A   2. B   3. A   4. A   5. D   6. ABCDE   7. AE

第十八章

1. A   2. D   3. B   4. B   5. A   6. C   7. D   8. C   9. A   10. C   11. BD   12. ABCD
13. B   14. D   15. E   16. A   17. E   18. B   19. C

第十九章

1. C   2. D   3. A   4. C   5. D   6. B   7. D   8. B   9. A   10. C   11. A   12. C   13. B
14. D   15. C   16. A   17. ABCDE   18. ABDE

第二十章

1. A   2. B   3. A   4. B   5. D   6. C   7. D   8. D   9. B   10. C   11. D   12. C   13. E
14. ABC   15. ABCDE   16. ABCD

第二十一章

1. B   2. C   3. B   4. D   5. D   6. C   7. B   8. A   9. C   10. A   11. D   12. D   13. B
14. AD   15. ABE   16. ABCD

第二十二章

1. B   2. A   3. C   4. D   5. D   6. B   7. D   8. A   9. B   10. C   11. D   12. A   13. E
14. A   15. ABCDE   16. ABDE   17. ABCDE

第二十三章

1. D   2. C   3. B   4. C   5. C   6. C   7. D   8. A   9. D   10. ABCE

第二十四章

1. C   2. A   3. E   4. E   5. D   6. A   7. A   8. C   9. B   10. A   11. C   12. ACE
13. BE   14. ABCDE   15. BCE

第二十五章

1. B   2. A   3. A   4. C   5. E   6. C   7. C   8. C   9. ADE   10. ABCDE

第二十六章

1. D   2. E   3. C   4. B   5. ABCDE   6. ACDE   7. ABCDE   8. AD   9. AC   10. AC

第二十七章

1. E   2. A   3. A   4. B   5. C   6. D   7. E   8. A   9. B   10. ACDE

第二十八章

1. E　2. D　3. C　4. C　5. A　6. B　7. B　8. A　9. ABCE　10. ABCD

第二十九章

1. D　2. B　3. A　4. A　5. D　6. D　7. C　8. A　9. E　10. A　11. A　12. A　13. A
14. D　15. E　16. D　17. C　18. E　19. ABCDE　20. ABE

第三十章

1. C　2. E　3. E　4. C　5. B　6. A　7. E　8. B　9. C　10. E　11. B　12. E　13. A

第三十一章

1. A　2. E　3. E　4. C　5. C　6. B　7. C　8. C　9. E　10. D　11. A　12. D

第三十二章

1. A　2. B　3. B　4. D　5. B　6. B　7. A　8. B　9. ABC　10. ABCDE

第三十三章

1. E　2. B　3. A　4. D　5. D　6. A　7. C　8. B　9. ABCDE　10. ABCDE
11. ABCDE　12. ABCE　13. BCD

第三十四章

1. B　2. E　3. D　4. E　5. B　6. D　7. A　8. A　9. B　10. C　11. A

第三十五章

1. E　2. D　3. C　4. B　5. A　6. A　7. A　8. B　9. C　10. D　11. ABCDE
12. ABCDE　13. ACDE

第三十六章

1. C　2. A　3. C　4. C　5. B　6. C　7. D　8. A　9. A　10. B　11. D

第三十七章

1. A　2. C　3. D　4. A　5. B　6. E　7. B　8. A　9. ABCD　10. ABDE　11. ACDE

第三十八章

1. D　2. B　3. D　4. C　5. E　6. A　7. C　8. E　9. C　10. B　11. D　12. E

第三十九章

1. D　2. A　3. D　4. A　5. A　6. C　7. E　8. A　9. C　10. A　11. ABCE　12. ABCD
13. ABDE　14. ABCDE

第四十章

1. D　2. A　3. D　4. C　5. B　6. A　7. D　8. A　9. E　10. E　11. B　12. C　13. A
14. B

第四十一章

1. B　2. B　3. A　4. B　5. C　6. A　7. A　8. D　9. C　10. A　11. D　12. E　13. E

第四十二章

1. E　2. E　3. C　4. D　5. A　6. D　7. E　8. C　9. E　10. B

模拟试卷

试卷（一）

1. D 2. A 3. B 4. C 5. C 6. B 7. C 8. B 9. B 10. D 11. D 12. B 13. A
14. E 15. A 16. B 17. C 18. A 19. C 20. D 21. D 22. B 23. B 24. B
25. E 26. B 27. A 28. A 29. C 30. A 31. E 32. A 33. C 34. E 35. B
36. C 37. D 38. C 39. A 40. E 41. C 42. B 43. C 44. D 45. D 46. E
47. E 48. C 49. C 50. A 51. C 52. E 53. B 54. A 55. B 56. E 57. B
58. A 59. B 60. C 61. C 62. D 63. B 64. A 65. A 66. D 67. A 68. B
69. A 70. D 71. ACDE 72. ABCDE 73. ABCDE 74. ABCDE 75. ABC
76. ABCDE 77. ACD 78. ABCDE 79. ABCDE 80. ABCD

试卷（二）

1. C 2. A 3. A 4. B 5. B 6. B 7. B 8. B 9. A 10. B 11. C 12. C 13. B
14. C 15. D 16. B 17. D 18. C 19. A 20. C 21. C 22. D 23. E 24. E
25. B 26. A 27. A 28. C 29. E 30. C 31. D 32. C 33. B 34. E 35. C
36. A 37. C 38. A 39. D 40. D 41. A 42. E 43. B 44. C 45. D 46. C
47. E 48. C 49. A 50. A 51. A 52. B 53. D 54. A 55. A 56. E 57. B
58. B 59. B 60. C 61. D 62. E 63. C 64. B 65. A 66. B 67. C 68. E
69. D 70. A 71. A 72. C 73. D 74. E 75. B 76. E 77. E 78. A 79. C
80. D

参考文献

［1］国家药典委员会．中华人民共和国药典［M］．北京：中国医药科技出版社，2010.
［2］陈新谦，金有豫．新编药物学［M］．16版．北京：人民卫生出版社，2007.
［3］李端．药理学［M］．6版．北京：人民卫生出版社，2009.
［4］王迎新，弥曼．药理学［M］．北京：人民卫生出版社，2009.
［5］谭安雄．药理学［M］．西安：世界图书出版公司，2008.
［6］张泽鸿．国家执业药师资格考试习题集［M］．北京：中国中医药出版社，2010.
［7］李志毅．药理学实验教程［M］．西安：世界图书出版公司，2010.
［8］王开贞，于肯明．药理学［M］．6版．北京：人民卫生出版社，2009.
［9］田铁辉．药理学［M］．2版．西安：第四军医大学出版社，2011.
［10］罗跃娥．药理学［M］．北京：人民卫生出版社，2014.
［11］谭毓治，周玖瑶．药理学实验指导［M］．北京：科学出版社，2014.
［12］吴宏．药理学［M］．北京：北京出版社，2014.
［13］李勇文．药理学［M］．西安：西安交通大学出版社，2012.
［14］刘晓颖，朱波．药理学［M］．2版．西安：第四军医大学出版社，2012.
［15］李志毅，王文玉．药理学实验教程［M］．西安：世界图书出版公司，2012.